10대와 통하는 건강 이야기

10대와 통하는 건강 이야기

제1판 제1쇄 발행일 2020년 5월 18일
제1판 제4쇄 발행일 2022년 9월 18일

글 _ 권세원, 김성이, 김유미, 김형숙, 류재인, 박진욱, 서상희, 오로라, 전경자, 전수경
기획 _ 시민건강연구소, 책도둑(박정훈, 박정식, 김민호)
디자인 _ 채홍디자인
펴낸이 _ 김은지
펴낸곳 _ 철수와영희
등록번호 _ 제319-2005-42호
주소 _ 서울시 마포구 월드컵로 65, 302호(망원동, 양경회관)
전화 _ (02) 332-0815
팩스 _ (02) 6003-1958
전자우편 _ chulsu815@hanmail.net

ISBN 979-11-88215-44-7 43510

철수와영희 출판사는 '어린이' 철수와 영희, '어른' 철수와 영희에게
도움 되는 책을 펴내기 위해 노력합니다.

10대와 통하는 건강 이야기

건강으로 살펴본 세상

기획

시민건강연구소

글

권세원, 김성이, 김유미, 김형숙, 류재인,
박진욱, 서상희, 오로라, 전경자, 전수경

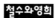철수와영희

'지금 이 순간' 우리는
건강한 삶을 살 권리가 있습니다

우리는, 무엇을 먹고, 어떤 운동을 하면 건강해지는가에 대한 이야기들을 많이 들으며 삽니다. 일상적으로 '건강하세요'라는 인사말을 나누고요. 건강에 대한 사실과 거짓을 구분할 수 없을 만큼 많은 정보가 넘쳐나는 사회에 살고 있지요. 그렇지만, 실제 우리 어린이와 청소년은 우리의 삶이 정말 '건강한가'에 대해 별로 생각해 볼 여유가 없이 살고 있습니다. '건강'은 모든 사람이 누구나 평등하게 누려야 할 권리라는 것 역시 생각해 보기 쉽지 않습니다.

이 책은 여러분에게 모든 사람은 신체적, 정신적, 사회적으로 건강한 삶을 살아갈 권리가 있다는 이야기를 전하고 있습니다. 그리고 모든 어린이와 청소년은 '지금 이 순간' 건강한 삶을 살 권리가 있다는 이야기를 하고 있습니다. 무엇보다, 건강은 개인적인 것을 넘어 사회적이라는 이야기를 하고 있습니다. 우리가 건강하게 살 수 있는 사회는 어떠해야 하며, 모두가 함께 건강한 삶을 살기 위한 사회는 어떠해야 하는지, 그리고 우리 각자는 어떻게 해야 하는지, 함께 고민해 보자고 권하고 있습니다.

기후 변화가 건강과 어떤 관계가 있는지, 차별은 건강과 어떤 관계가 있는지, 노동과 안전은 우리의 건강과 어떤 관계가 있는지, 왜 의료는 돈으로 사고파는 상품이 아니어야 하는지 등, 그동안 미처 생각해 보지 못했던 건강과 사회에 대한 이야기를 이 책을 통해 접할 수 있습니다.

이 책에 참여한 글쓴이는 간호학, 보건학, 사회복지학, 사회 역학, 의학, 치의학 등 다양한 분야에서 공부하며 일하고 있으며, 건강할 권리에 대한 다양한 이야기를 여러분에게 펼쳐 보이고 있습니다. 시민건강연구소가 교양 잡지 〈고래가 그랬어〉 '건강한 건강 수다' 코너에 매달 연재하던 글을 다듬고 보완해 만들었습니다.

책이 나오기까지 힘이 되어 준 고래 동무들, 〈고래가 그랬어〉 이모·삼촌들, 그리고 철수와영희 출판사에 감사의 말을 전하고 싶습니다. 고래 동무들이 흥미 있어 했던 것만큼 여러분에게도 '건강 수다'가 재미있게 '통'하기를 기대해 봅니다.

글쓴이들을 대신해서 서상희 드림

차례

생명,
돈으로 사고팔면
안 되는 것

1부

1

차별과
건강

혹시, 차별받아서 속상했던 적이 있나요?

정말 억울하고 슬퍼서 엉엉 울면, 숨이 잘 안 쉬어지고 마음이 아파서 이러다 죽을 것 같다는 생각을 하기도 하잖아요. 묵직하고 딱딱한 돌이 배부터 가슴까지 가득 찬 것 같은 느낌……. 부모님이 나보다 다른 형제를 더 예뻐한다고 느낄 때, 선생님께 억울하게 혼나거나, 친구들이 나만 따돌릴 때, 우리 집이 가난해서 꼭 필요한 물건을 살 수 없을 때 드는 감정이 이와 비슷할 거예요.

그런데, '마음이 아픈 상태'가 단지 기분일 뿐일까요? 사실은 그냥 기분에 그치는 것이 아니라 정말로 몸도 아픕니다. 예를 들어 사회적으로 차별받은 사람은 더 많은 질병에 노출돼요. 그래서 수명도 짧습니다.

사회에서 차별받는 낮은 지위에서 일하는 사람들이 차별당하지 않는 높은 지위에서 일하는 사람들보다 '관상동맥질환'이라고 하는 심장병에 더 많이 걸린대요. 그리고 1951년 독일의 연구자 위도우슨은 엄격한 양육자에 의해 차별받는 환경에서 자란 아이들은 신체 발달이 느리다는 연구 결과를 발표하기도 했어요.

　차별이 몸을 아프게 한다는 증거는 또 있어요.

　'스트레스가 만병의 근원'이라는 이야기를 들어 본 적 있지요? 스트레스는 마음과 몸이 긴장하는 걸 일컫는 말이에요. 현대의 연구자들은 스트레스가 건강에 해롭다는 것을 알게 된 뒤 기쁘거나 행복한 마음 상태로 몸을 더 건강하게 만드는 방법을 오랫동안 연구해 왔어요. 정신은 신경계에 영향을 미치고, 이는 다시 면역계에 영향을 미친다는 사실을 알아냈고요, 스트레스나 우울이 심장병, 만성 질환, 조기 노화를 포함한 육체적 질병을 키운다는 것도 알아냈지요. 이런 것을 어려운 말로 질병을 일으키는 '사회 심리적 요인'이라고 해요.

　스트레스를 받으면 몸에서 '코르티솔'이라는 호르몬이 나와요. 한 실험에서 사람들에게 스트레스를 받을 만한 수학 문제를 풀도록 하고 이 호르몬 수치를 측정한 적이 있어요. 문제를 풀 때는 호르몬 수치가 많이 늘어나지 않았는데, 결과를 공개해서 다른 사람 점수와 비교하며 차별하는 말을 하자 호르몬 수치가 높게 증가했대요. '시험' 자체가 아니라 마음을 아프게 하는 '차별'이 '스트레스'의 요인이었던 거예요.

그러니까 모두가 건강하고 즐겁게 살기 위해서는 평등해야 해요. 사람은 누구나 똑같이 소중하고 귀하거든요. 여러분도 다른 친구를 차별해서는 안 되고, 다른 누군가에게 차별받아서도 안 돼요. 가난하거나 공부를 못하는 것이, 뚱뚱하거나 몸이 불편한 것이 차별의 이유가 될 수 없어요.

사실, '차별 금지법'이라는 법도 있어요. 2007년 처음 발의된 차별 금지법은 여러 차례 입법이 시도됐지만 무산됐어요. 하지만 법 이전에 '모든 사람은 차별받지 않고 평등해야 한다'는 생각을 먼저 해야 할 것 같아요. 친구들 간에 싸웠어도 서로 이야기해서 화해할 수 있는 것처럼, 법이 우리 안에 들어와서 문제를 해결하는 것보다는 우리가 차별받지 않고 평등해야 한다는 생각을 가지고 서로 이야기해서 잘 지낼 수 있는 사회가 더 좋은 사회인 것 같거든요.

여러분은 어떻게 생각하나요? 오늘 밤 자기 전에 한번 생각해 보는 것은 어떨까요? 말도 안 되는 이유로 누군가를 차별한 적이 없었는지, 반대로 누군가 나를 차별한 적은 없었는지, 그리고 앞으로 그런 일이 생긴다면 어떻게 해야 할지 말이에요.

우리 몸의 항상성

스트레스는 우리 신체의 균형을 어지럽혀 '항상성'에 영향을 미쳐요. '항상성'이란 사람 몸의 모든 생물학적 기능과 과정이 잘 돌아가는 '정상 상태'를 의미하지요. 스트레스를 겪거나 충격적인 경험을 할 때 우리 몸은 방어 상태가 됩니다. 에너지 저장고가 열리고, 혈관은 오그라들어요. 그리고 엉겨 뭉쳐 딱딱하게 만드는 힘을 가진 것들이 혈류로 나가서 몸이 다치는 것에 대비하고 심장과 폐를 빠르게 움직이면서, 재빨리 공격하거나 도망칠 수 있는 몸 상태로 만듭니다.

이러한 상황이 몇 분 안에 끝난다면 별문제가 없습니다. 안전하다고 판단되면 우리 몸은 항상성을 발휘해서 평상시로 돌아가요. 하지만 이런 스트레스가 몇 주, 몇 개월간 계속된다면 어떻게 될까요? 방어적인 몸 상태가 습관화되면서 '항상성'이 깨져요.

지속적인 방어 반응이 외려 우리 몸에 파괴적으로 작용합니다. 살을 찌우거나 당뇨병을 일으킬 수도 있고요, 혈관이 습관적으로 수축되고 혈액을 굳게 하는 물질이 계속 높은 수준을 유지하게 되면 심장 질환으로 이어질 수 있어요. 소화를 잘 못 하기도 하고 잠을 잘 못 자기도 해요. 게다가 어린이는 성장 발달에 문제가 생기기도 한답니다.

2 '다른' 친구와 함께 지내기

앞에서 차별받는 사람이 차별받지 않는 사람보다 덜 건강하다고 한 말 기억나나요? 모두 건강하고 즐겁게 살기 위해서는 평등해야 하고, 사람은 누구나 똑같이 소중하고 귀하니까 여러분도 다른 사람을 차별하지 말고, 반대로 누군가에게 차별받아서는 안 된다고 했던 이야기.

그런데, 이런 질문을 하는 친구가 있더라고요. 수업에 방해되고 나를 귀찮게 하는 주의력결핍 과잉행동 장애(ADHD)를 가진 아이도 평등하게 대해야 하느냐고요. 어쨌든 나에게 피해를 주고 있으니까 차별하고 따돌려도 되는 거 아니냐고 말이지요. 꼭 ADHD가 아니더라도 다소 산만하고 주의력이 부족하거나, 사소한 실수를 많이 하거나, 남다른 의견을 많이 내거나, 때로는 폭력적이기까지 한, 어쨌든 뭔가 '다르다'라고 느낄 만한 아이들을 어떻게 대해야 할까요?

ADHD로 진단을 받았다고 해서 그 증상이 다 똑같지는 않고, 산만하고 주의력이 부족하다고 해서 모두 ADHD는 아니에요. 그러니 정확하게 말하면 우리가 여기서 생각해 볼 질문은 "수업에 방해되고 그래서 나에게 피해를 주는, 어쩌면 '아픈' 친구와 어떻게 지내는 것이 좋을까요?"이겠어요.

사실, 정답이 있는지 저도 잘 모르겠어요. 어쩌면 우리가 스스로 생각해 보는 게 더 좋을 수도 있어요. 다만 분명한 것은, 다르다는 이유로 차별받아서는 안 된다는 것이지요. 그렇다고 '피해를 주는' 친구 때문에 겪을 부담을 대수롭지 않게 넘겨서도 안 되겠지요. 그래서 학교 안에서 모두가 다 잘 지낼 수 있는 환경을, 어른들이 만들어 주어야 한다고 생각해요.

예를 하나 들어 볼게요. 수업을 방해해서 그 친구가 싫어진다면, 그건 수업을 매우 중요하게 여겨서잖아요. 만약 학교에서 점수를 매기지 않고 성적으로 차별하지 않는다면 어떨까요? 그래도 그 친구가 싫을까요? 조금은 덜하지 않을까요? '성적에 지나치게 매달리지 않을 수 있는 학교'라면 수업을 방해하는 친구에 대해 조금은 관대해질 수 있을 거라고 생각해요. 그러면 그 친구를 '차별'하는 대신 다른 대안을 이야기해 볼 여유도 생기겠지요. 이상하다고요? 공부가 덜 중요한 세상, 상상해 볼 수 있잖아요!

아주 먼 옛날에 플라톤이라는 철학자가 살았는데, 그 할아버지도

10대와 통하는 건강 이야기

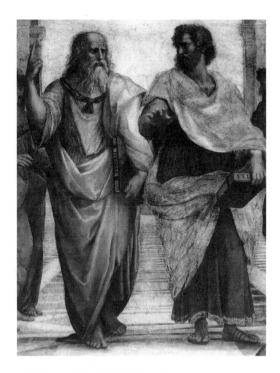

라파엘로의 그림 <아테네 학당>에 등장하는
플라톤(왼쪽)과 아리스토텔레스.

이런 명언을 남겼대요. "평등이 동료애를 낳는다."

여러분이 '다르다'는 이유로 차별받지 않는 평등한 환경에 있을
때, ADHD인 친구와 우정을 쌓아 갈 수 있다는 거지요.

우리가 알고 있는 유명한 사람 중에도 ADHD였던 이들이 많아
요. 모차르트, 아인슈타인, 에디슨, 처칠, 케네디 등등 말이에요. 여

러분이 나와 '다른' 친구도 편견 없이 바라봤으면 좋겠어요.

참고로, 불평등한 사회일수록 ADHD 같은 질환을 앓는 사람들이 많다고 해요. 리처드 윌킨슨과 케이트 피킷이라는 영국 학자들이 전 세계 여러 나라 사례를 비교하고 분석해서, 이 사실을 밝혀냈어요. 2007년 연구 결과, 미국 어린이의 6퍼센트가 ADHD를 앓고 있었고, 3~7세 아동의 약 10퍼센트가 "감정, 집중, 행동 또는 타인과 어울려 지내는 것"에 어느 정도, 혹은 심각한 어려움을 겪고 있는 것으로 드러났어요. 미국은 대표적으로 불평등이 심한 나라라고 할 수 있는데요, 리처드 윌킨슨과 케이트 피킷은 이렇게 많은 어린이가 주의력결핍 과잉행동 장애를 앓고 있는 것은 미국 사회의 불평등과 관련이 있다고 생각했답니다.

3 이주민은
우리의 이웃

난민을 포함해 한국에도 외국에서 이주해 온 아이들이 많이 살고 있어요. 그런데 그들 중에 학교도, 병원도 못 가는 아이들이 있어요. 한국에서는 이주민 부모의 신분과 처지에 따라 아이들의 신분과 처지 역시 결정되기 때문에 국적 등이 불안정한 부모와 함께 사는 아이들은 마땅히 누려야 할 어린이의 권리도 보장받지 못하는 거지요. 정확한 수는 알 수 없지만, 그런 아이들이 한국에 2만 명 정도나 있다고 해요.

'아동 권리 협약'이라고 들어 봤어요? 전 세계 190개 이상의 나라에서 지키기로 약속한 국제 조약입니다. 아동은 누구라도 건강하게 성장하고 보호받고 발달하며 참여할 '권리'(생존권, 발달권, 보호권, 참여권)가 있다는 내용이에요. 한국도 그 약속을 지키겠다고 서명한 나라이고, 약속대로라면 어느 나라에서 태어났건, 부모의 신분과 상관없이 어린이라면 누구나 학교에 가서 교육을 받을 수 있어야 하고, 안전하고 건강하게 병원도 이용할 수 있어야 해요. 당연히 '국민 건강 보험'에도 가입할 수 있어야 하는데, 한국에서는 그것도 마음대로 할 수 없어요. 국민 건강 보험이 뭐냐고요? 우리가 감기에 걸리면 의사 선생님께 치료를 받지요? 그때 진료비를 내야 하는데, 1000원이라면 300원만 내고 나머지는 나라가 대신 내 주는 제도예요. 나라에서 사람들이 건강하게 살아가는 데 도움을 주기 위해 이런 제도를 만들었어요.

지구가 둥글고, 세계가 하나라는 데는 많은 사람이 고개를 끄덕이면서도, '우리 아이, 남의 아이' 나누는 것이 저는 좀 이상하다는 생각이 들어요. 여러분은 어떻게 생각해요? 우리도 다른 나라에 가서 살 수 있고, 다른 나라 아이도 우리나라에 와서 살 수 있는 세상에 살고 있는데 말이에요.

여러분은 외국에서 이주해 온 친구들의 피부색이나 언어, 부모님의 국적과 상관없이, 그들과 잘 지냈으면 좋겠어요. 어떻게 하면 온 세상 어린이와 청소년이 모두 행복하고 건강하게 함께 지낼 수 있을지, 우리 같이 생각해 보면 어떨까요?

생명은 돈으로
사고팔수 없어요

몸이 아플 때 우리는 병원부터 찾게 돼요. 병원에 가서 의사·한의사·간호사와 같은 의료인에게 치료를 받고 약을 처방받아 먹지요. 이 과정을 보통 '의료'라고 해요. 그런데 여러분, 이런 의료를 이용하면서 혹시 불편한 점, 없었나요?

몸도 아픈데, 부모님이 비싼 병원비 때문에 걱정하는 모습을 보고 마음까지 아팠던 적은요? 친구와 놀다 다쳐서 병원에 가야 하는데 어른이 없어서 치료를 못 받고 기다렸다거나, 동네에 나를 치료할 만한 병원이 없어 멀리 차를 타고 간 적은요? 기침이 나고 아프긴한데, 내과에 가야 할지 이비인후과에 가야 할지, 도대체 알 수가 없어서 곤혹스러웠던 적 없었어요? 똑같은 증상으로 병원에 갔는데, 이 병원이랑 저 병원의 병원비가 달라서 황당했던 적은 없나요? 아, 여러분이 아니라, 부모님이 어려워하시는 모습을 봤을 수 있겠군요.

어쩌면, 몸이 너무 아파서 다른 곤란했던 것들을 기억 못 할지도 몰라요. 물론 아예 겪지 않았을 수도 있지요. 그렇더라도, 우리는 의료 이용의 불편함에 대해 잘 생각해야 해요. 왜냐면 생각보다 많은 사람이 겪고 있고, 나도 언제든지 겪을 수 있는 문제거든요.

다들 이렇게 사는 거 아니냐고요? 아니에요. 어떤 나라는 '모든 어린이'가 돈을 내지 않고 병원에 갈 수 있어요. 그리고 한국과 비슷한 수준으로 사는 나라 중, 꽤 많은 나라는 모든 국민에게 '주치의'가 있어서, 나나 부모님이 내 몸의 증상을 파악해서 어느 과에 갈지 고민하지 않아도 돼요. 주치의가 알려 주니까요. 주치의는 '단골 의사'랑 비슷한 건데, 그냥 의사가 아니라 나라에서 고용한 공무원 의사예요. 그들은 내가 예전에 어디가 아팠는지 지금은 어떤지 잘 알고, 병을 예방할 수 있도록 도와줘요. 그리고 더 전문적인 병원으로 가야 할 때는, 나를 대신해서 어디로 가는 게 좋을지 찾아 주지요. 또, 같은 증상으로 '김철수 의원'과 '이영희 의원'에서 치료를 받았다면, 두 의원의 병원비는 다르지 않아요. 내가 부담하는 병원비는 없거나 아주 조금이고요. 이런 제도를 '국립 보건 서비스(National Health Service)라고 해요. 영국, 이탈리아 같은 나라들이 이런 제도를 갖추고 있어요.

한국에도 주치의가 있는 사람이 있긴 해요. 큰 회사의 돈 잘 버는 사장이나 대통령같이 높은 직위의 사람, 그리고 비싼 민간 보험에

10대와 통하는 건강 이야기

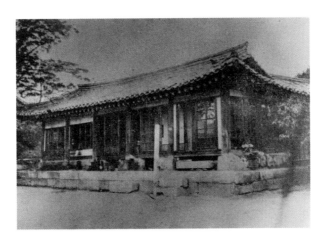

1885년 설립된 우리나라 최초의 서양식 병원인 제중원.

가입하면 보험 회사에서 주치의를 연결해 주기도 하지요. 그런데 저는 돈이 많든 적든 관계없이 모든 사람에게 주치의가 있고, 아플 때 무료로 병원에 갈 수 있었으면 좋겠어요. 특히 어린이와 청소년은 무료로 의료를 이용할 수 있어야 한다고 생각해요. 무료라니까 낯설지요? 그럴 거예요. 의료도 흔히, 가게에 있는 상품처럼, 돈으로 사고파는 거로 여기니까요.

　그런데 말이에요, 의료가 정말 상품일까요? 이건 사실 굉장히 어려운 문제예요. 어른들은 이 문제로 많이 다퉈요. 그런데 어떻게 보면 굉장히 단순해요. 여러분도 알다시피 세상에는 돈으로 해결할 수 없는 게 많아요. 양심, 배려, 책임감 같은 마음은 돈으로 살 수 없다고 배웠어요. 그리고 생명 역시 돈으로 사고팔 수 없고요. 이미 학교에서 다 배웠다고요. 그런데 왜 우리는 생명과 관련이 있는 의료를 돈을 주고 살까요? 어린이에게조차 '의료'를 돈 받고 팔고 있는 지금의 제도를 바꾸지 못하고 있어서, 저는 여러분에게 많이 미안해요.

돈이 없다는 이유로 아파도 의료를 이용할 수 없는 어린이와 청소년이 없도록, 제도와 정책이 바뀌도록, 저도 계속 노력할 테니까, 여러분도 눈과 귀를 크게 열고 어른들이 어린이와 청소년을 위해 무엇을 하고, 무엇을 안 하는지 잘 지켜봐 줬으면 좋겠어요. 그리고 힘이 조금 더 나면, 여러분이 지켜보고 있음을 세상에 널리 널리 알리는 것도 신나지 않을까요?

5

'세계 소녀의 날'을 아시나요?

10월 11일은 UN(국제 연합)에서 정한 '세계 소녀의 날'이에요. 이 날은 사람들이 소녀와 젊은 여성의 권리에 더 많이 관심 갖고, 이들이 받는 차별을 없애야 한다는 뜻에서 만들어졌어요. 그런데 왜 '소년의 날'은 없을까요? 나라마다 그 정도의 차이는 있겠지만 어느 사회에서나 '나이 어린 여자'는 '나이 어린 남자'보다 권리를 침해당하거나 차별받기 쉬워서 그래요. 아직도 세계의 많은 나라에서 나이 어린 여자가 월경을 시작하면 그 기간은 학교에 못 가기도 하고, 심지어 아예 처음부터 여자는 학교에 보내지 않기도 해요. 여자라서 글을 읽고 쓰는 등의 교육을 안 하는 거지요.

한국과는 상관없는 이야기라고요? 정도의 차이는 있지만 한국에서도 나이 어린 여자는 차별받고 있어요. 여자는 이래야 하고 남자는 저래야 한다는 이야기, 들어 본 적 있지 않아요? 잘 생각해 보세요. 예를 들어, '여자아이는 분홍색, 남자아이는 파란색'처럼 일상 속에 사소하게 숨어 있어요. "여자가 일찍 다녀야지!"와 같은 말도 흔하지요. 걱정하는 어른들의 심정은 충분히 이해가 가지만, 그 해결책은 안전한 사회를 함께 만드는 것이어야지, 어린 여자들의 자유와 경험을 제한하는 게 아니거든요. 그러니까 나이 어린 여자는 조심해야 한다는 경고는 차별이라고 할 수 있어요. '여자니까 엄마 일을 도와야지.' 같은 말 역시 그렇고요. 학교 체육 시간에 선생님이 여자는 피구, 남자는 축구를 하도록 배치한 경험은 없나요? 성별 때문에 경험을 제한하는 것은 차별이라고 할 수 있어요. 여성과 남성은 다르지 않느냐고요? 물론, 차이는 있어요. 하지만 그게 차별해도 되는 이유는 아니에요. 차이가 있다면 차별이 아니라 서로 존중해야 하지 않을까요?

앞서 나오기도 했으니, 이번엔 여자와 남자의 차이 중 하나인 월경 이야기를 해 볼까요? 흔히, 생리라고 알고 있지요? 여성의 몸에는 포궁(자궁)과 난소가 있어요. 여성은 난소 안에 미성숙한 난자 100만~200만 개를 가지고 태어나고요, 이 중 400~500개가 성숙해서 배란돼요. 나이를 먹을수록 키도 크고. 몸무게도 늘고 자연스럽게 포궁과 난소도 성장해서 '사춘기'라고 불리는 시기가 되면 월경을 해요.

조금 자세히 말해 볼게요. 난소는 성숙한 난자를 포궁으로 내보내요. 이 난자가 수정되지 않으면 포궁 속 막이 허물어지면서 몸 밖으로 혈액과 함께 흘러나오는데, 이 현상이 월경이에요. 보통 한 달에 한 번 정도의 주기로 일어나서 월경이라고 하지요. 포궁으로 나온 성숙한 난자가 남성의 정자를 만나 수정이 되고, 포궁벽(자궁벽)에 자리를 잡으면 임신, 즉 아기를 가지게 되는 거예요. 임신하면 월경을 하지 않아요. 월경은 여성에게 중요한 건강 신호이기도 해요. 월경 주기가 정상 범주를 벗어나 불규칙하다면, 뭔가 건강에 문제가 생겼을 가능성이 있다고 생각하고 주변에 믿을 만한 어른과 상담을 한 뒤에 병원에 가는 게 좋아요.

월경과 월경통, 월경 주기를 이해한다면, 월경하는 여성이 존중받아야 하는 이유를 아는 데 도움이 될 거예요. 사람마다 차이가 있기는 하지만, 보통 월경 기간은 1주일 정도 돼요. 월경이 끝난 뒤 1주차 때는 대체로 몸이 평화롭고 행복해요. 2주차 때는 난소에서 난자가 배란이 되면서 배를 콕콕 찌르는 듯한 배란통을 겪는 이들도 있어요. 3주차 때는 호르몬의 변화로 우울해지기도 하고, 가슴이 아프기도 해요. 그리고 4주차 때는 다시 월경이 시작되는 거지요. 월경하는 기간엔 피곤하고, 아랫배도 매우 아프고, 잠을 잘 못 자기도 해요. 이러한 생물학적 차이가 사회적 차별로 이어져서는 안 되기 때문에 차이에 대한 이해와 존중이 필요해요. 월경용품 살 돈이 없어서 학교에 못 가는 일도 당연히 없어야 하고요. 이건 여성의 권리라는 걸 우리 스스로 알고, 국가와 사회도 그 역할을 해야 할 거예요.

성교육이 왜 필요할까?

앞에서 여성과 남성의 '몸'의 차이 때문에 여성을 차별해서는 안 된다는 이야기를 했지요? 우리는 학교에서 여성과 남성의 '몸'의 차이를 성교육을 통해 배워요. 그런데, 이런 성교육은 왜 하는 걸까요?

성교육은 성(sex)에 대한 정보를 얻는 것만이 아니라 정서적, 신체적으로 나와 타인을 존중하고 건강한 선택을 할 수 있는 힘을 기르는 것이 목적이에요. 이러한 성교육의 필요성을 인식하고 제일 처음 성교육을 실시한 나라는 스웨덴이었어요.

스웨덴은 1955년에 처음으로 성교육을 시작했어요. 스웨덴의 영향으로 이웃 나라들도 1970~1980년대부터 성교육을 시작했지요. 그리고 요즘처럼 학교에서 성교육을 하기 시작한 것은 1990년대와 2000년대 초였어요.

당시의 교육과 공공보건 우선순위에 따라 내용이 변경되었지만, 대부분 주요 요소는 동일하게 유지되었어요. 의도하지 않은 임신(1960~1970년대)의 예방으로 시작해서 후천성 면역 결핍증(HIV)에 대한 예방(1980년대), 성적 학대에 대한 인식(1990년대)으로 나아갔고, 2000년부터는 성차별, 동성애 공포증, 온라인 괴롭힘의 예방까지 포괄하게 되었어요. 오늘날, 전 세계적으로 성 평등과 이에 대한 분

석은 성교육의 중요한 부분이 되었지요.

몰라서, 또는 친구에게 듣거나 인터넷에서 얻은 잘못된 정보 때문에 발생할 수 있는 의도하지 않은 임신이나 성병을 예방하고, 성적 학대를 받았을 경우에 도움을 얻을 수 있는 힘을 기르는 것은 성교육의 중요한 부분이에요.

그렇지만 가장 기본적으로는 나와 타인을 어떻게 존중하고 대하며 살아가야 하는지에 대한 이야기가 성교육이라고 할 수 있어요. 그래서 성교육은 단순히 생물학적 지식이 아니라 존중, 인권, 관계 맺음, 장기적인 임신·출산·양육 계획 등이 담긴 삶에 대한 이야기가 중심에 있어야 해요.

우리는 다른 나라들과 비교해 어떤 성교육을 받고 있는지 한번 생각해 볼까요? 그리고 어떤 교육이 필요한지 어른들에게 요구해 보는 것은 어떨까요?

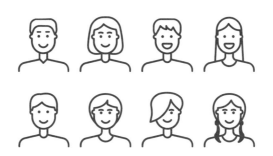

6
세계를 위협하는
바이러스 질병

2010년 1월, 카리브 해에 있는 작은 섬나라 아이티에 엄청난 지진이 일어났어요. 이 지진으로 아이티 인구의 3퍼센트에 달하는 30만여 명의 사람이 죽었어요.

정말 안타까운 참사였지요. 그런데 그해 12월, 아이티 보건부는 약 3300명의 콜레라 환자가 발생했다고 발표해요. 이전까지 발생한 적이 없던 질병이었어요. 2016년에는 콜레라 환자가 78만 명으로 늘어날 정도로 엄청나게 유행했어요.

콜레라는 쌀뜨물 같은 설사를 심하게 하는 감염병이에요. 균에 감염된 사람의 똥이 제대로 처리되지 않아 먹는 물을 오염시키면, 그 물을 마신 사람들에게 콜레라가 옮는다고 해요. 한국에서도 해산물을 먹고 콜레라에 걸린 예가 있었어요. 상하수도 시설이 잘 돼 있는 나라에서 콜레라 환자가 생겼다면, 보통은 다른 나라에서 걸려서 왔

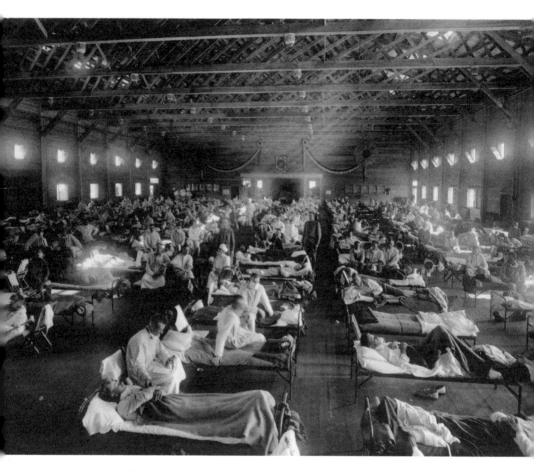

1918년 발생한 스페인 독감으로 전 세계에서 5000만 명이 사망했다.

거나 어패류를 통해 감염된 거예요. 증상이 심한 경우는 100명 중 5명에서 10명 정도인데, 제대로 치료를 받지 못하면 위험할 수도 있어요.

아이티는 왜 갑자기 콜레라 유행을 겪게 되었을까요?

당시 유전자 검사를 통해 알아낸 건, 균이 먼 데서 왔다는 거예요. 그래서 가장 먼저, 지진 구호를 위해 파병된 UN 평화 유지군이 콜레라 유행의 원인으로 지적되었어요. 반기문 당시 UN 총장도 이 문제에 관해 사과했지요. 큰 지진이 나서 어려운데 거기에 새로운 병원균까지 들어오고, 게다가 나라의 시설마저 취약하다 보니, 병을 예방하고 치료하는 게 더욱 힘들었어요.

한 사회에 평소에 없던 질병이 갑자기 생기면, 면역력이 없기 때문에, 쉽게 사그라지지 않고 엄청난 재앙이 되어 버리는 경우가 잦아요. 16세기 스페인 함대가 남아메리카 대륙에 와서 금을 빼앗아 갔을 때도 그랬어요. 잉카 문명은 군사력이 약해서가 아니라, 스페인 함대와 함께 온 천연두라는 감염병 때문에 속수무책으로 당했어요. 그전까지 남아메리카 대륙에는 천연두가 없었거든요.

땅·공기·물 등 생태학적 변화, 인간의 활동, 활발한 국제 여행과 교역, 기술과 산업의 빠른 변화, 변화하는 환경에 맞춘 미생물의 적응 등 다양한 이유로 새로운 병이 나타나거나, 예전에 사라졌던 게 다시 나타나는 일이 많아졌어요.

콜레라 환자는 매년 세계적으로 130만~400만 명 정도 생겨요. 그 중 40퍼센트는 아프리카에서, 40퍼센트 정도는 아시아에서 발생해요. 콜레라는 상하수도 설비와 같이 기본적인 위생 환경을 갖추면 충분히 막을 수 있어요. 하지만 아직도 깨끗한 물을 마실 수 없는 사람이 지구에 6억 명이나 돼요. 감염병이 한번 퍼지면, 지구에 사는 누구나 피해자가 될 수 있어요. 세계를 활보하는 감염병은 나만 조심하거나, 내 집 대문만 잘 단속하거나, 한 나라의 빗장만 잠근다고 막을 수 없으니까요. 모두가 세계 시민이라는 생각을 가지고 살아가는 게 정말 필요하겠지요?

7 미국과 영국 병원 이야기

　이번에는 제 조카가 잠시 다녔던 미국 초등학교에서 겪은 이야기를 하려고 해요. 한국은 학교에서 건강 또는 구강 검진을 하잖아요. 이미 한 친구들도 많지요? 미국도 똑같더라고요. 그래서 당연히 학교에서 지정한 병원에 가서 검진만 받으면 되는 줄 알았어요. 당연히 돈은 안 낸다고 생각했습니다. 여러분도 부모님한테 여쭤 봐요, 학교나 병원에서 검사할 때 돈을 냈는지. 우리나라에서 초등학생 건강 검진비는 학교에서 내게 되어 있어요. 그런데 미국에서는 개인 부담이래요. 각자 속해 있는 보험사에서 검진 비용을 지급한다고 합니다.

　미국은 한국처럼 나라에서 운영하는 건강 보험이 없어요. 그래서 개인이 선택하거나 직장에서 지정한 회사의 보험 상품에 가입해요. '○○생명', '○○라이프' 같은 이름의 회사 말이에요. 그런데 이런 회사는 보험을 운영하는 목적이 우리나라의 '국민 건강 보험'처럼 사람들의 건강을 지키는 게 아니에요. 그보다는 회사의 이익을 더 중요하게 여기지요. 그래서 나이나 건강 상태, 그 사람이 내는 보험료에 따라 보장 범위가 달라요. 예를 들어 당뇨나 고혈압이 있는 사람이 보험에 가입하려면 보험료가 되게 비싸요. 이상하지요. 건강을 지키고 비용 부담을 줄이려고 보험을 드는 건데, 아픈 사람에게 돈을 더 내라고 하는 게 맞는 걸까요?

아무튼 조카는 건강 검진을 받지 못했어요. 부모님이 가입한 보험은 건강 검진 비용을 내주지 않는 상품이었거든요. 이럴 때 한국에서는 쉽게, 보건소에 가면 된다고 생각하잖아요. 시민들의 건강을 지키려고 만든 공공 기관이니까요. 그래서 냉큼 미국 보건소에 전화를 해 봤지요. 근데 여기도 개인 보험이 있어야 한다지 뭐예요. 보험이 없어서 보건소에 가려는 건데 말이에요. 결국 주변에 있는 소아과에 전화했어요. 그랬더니 600~800달러(약 65~90만 원) 정도를 내래요. 순간 잘못 들은 줄 알고 다시 물어봤어요. 학교 건강 검진을 하는 데 드는 비용 맞느냐고 말이에요. 맞대요. 생각해 보고 다시 전화한다고 말하고 끊었어요. 그리고 주위의 병원에 전화해서 가격을 물어봤지요. 병원마다 천차만별이더라고요. 그렇게 찾아간 곳에서 검진을 받고, 146달러(약 17만 원)를 냈어요. 그런데 이것은 전체 건강 검진비가 아니었어요. 구강 검진까지 하려면 돈을 더 내야 했어요.

그래도 다들 참 친절했어요. 처음부터 차근히 설명도 해 주고. 그래요. 좋아요. 좋은데, 뭔가 무거운 게 가슴을 내리누르는 느낌이 들었어요.

영국에서는 아픈 사람이 병원에 가면 돈을 받지 않아요. 심지어 집에 갈 돈이 없으면, 교통비도 줘요. 어떻게 그럴 수 있을까요? 영국의 국립 보건 서비스에서는 이런 얘길 해요. "아픈 건 선택, 즉 개인의 자유가 아니다." 우리는 어떤 병에 걸려야겠다고 선택하지 않잖아요. 질병은 개인의 선택이 아니니 나라에서 책임져야 한다고 생각하는 거예요. 물론 그 책임의 범위가 어디까지냐는 논쟁의 대상이 되겠지만, 적어도 아픈 사람이 '선택, 자유'라는 이름 아래 너무 많은 무게를 짊어지지 않도록 하는 게, 우리가 바라는 사회의 모습이 아닐까요?

그나저나 조카의 구강 검진은 어떻게 됐느냐고요? 구강 검진은 필수가 아니라서, 돈 문제 등으로 검진을 못 한다고 하면, 제외시켜 주더라고요. 그래서 제 조카의 부모님은 어떻게 했을까요? 음, 그건 여러분의 상상에 맡길게요.

안전한 마을
건강한 마을

여기가 아닌 다른 곳에서 사는 걸 바란 적 있나요? 하루하루가 너무 힘들고 각박할 때면 사람들은 이런 생각을 하곤 해요. 다른 집·다른 학교·다른 나라·다른 행성·다른 은하에서는 지금과 같은 고통을 겪지 않아도 되지 않을까 하고 말이에요. '헬조선'[지옥을 뜻하는 '헬'(hell)이라는 영어 단어와 한국을 뜻하는 '조선'의 합성어]과 '이생망'('이번 생은 망했어'의 줄임말)이라는 말이 있어요.

아마 한 번쯤 들어 본 친구도 있을 거예요. 현재의 삶에 대한 좌절과 절망, 분노가 담겨 있어요. 지금보다 괜찮은 삶은 한국이 아닌 곳에서, 이번 말고 다음 생에나 기대할 수 있다는 거예요. 어떻게 생각해요? 지금 어디에 있느냐에 따라, 정말 우리의 삶이 달라지는 걸까요?

슬프고 화나는 일이지만 정말 그래요. 환경은 삶의 모습을 바꾸고 심지어 차이를 만들기도 해요. 사는 곳에 따라 수명도 달라요. 예를 들어 세계에서 가장 장수하는 나라인 일본에서는 84번째 생일을 보내는 게 일반적이에요. 하지만 아프리카의 레소토에서는 매우 드문 일이지요. 그곳의 평균 수명은 53세예요. 레소토에서 태어나면, 31년을 덜 산다고 볼 수 있어요.

이런 차이는 한 나라 안에도 있어요. 미국은 사는 동네에 따라 기대 수명이 달라요. 미국 워싱턴의 배리팜(Barry Farm)이란 동네 주민의 기대 수명은 63세예요. 그런데 근처에 있는 프렌드십 하이츠(Friendship Heights)라는 곳은 평균 96세까지 살아요. 두 마을의 거리는 30분이지만, 사람들의 수명은 33년의 차이가 있어요.

한국도 비슷해요. 시·군·구, 어느 지역에 사느냐에 따라 수명이 달라져요. 단지 오래 사는 것 말고 사고나 병치레 없이 건강하게 사는 기간을 건강 수명이라고 하는데, 가장 긴 곳과 짧은 곳의 차이가 약 14년이나 나요. 같은 한국이지만, 어떤 곳에서는 사람들이 더 건강하게 오래 사는 반면, 어떤 곳에서는 덜 건강하고 짧게 살아요.

태어나서 자라고 늙어가는 곳의 환경은 나에게 크게 영향을 끼쳐요. 지역에 따라 삶을 윤택하게 하는 데 필요한 자원이 고르게 나뉘어 있지 않아요. 세계에서 22억 명 가량은 안전하고 깨끗한 물을 이용할 수 없어요. 어떤 아이들은 6차선 고속도로를 가로질러 건너면서 학교에 다녀야 하지요. 쌩쌩 달리는 차를 피해서 말이에요.

사람들이 자연스럽게 여기는, 때 이른 죽음과 불필요한 고통은 생활 조건이 바뀐다면 충분히 변할 수 있어요. "이 커다란 환경을 대체 어떻게 바꾸란 거야!"라고 말하는 친구들도 있을 거예요. 맞아요. 환경을 바꾸는 건 어렵고 복잡하고 우리 힘만으로는 불가능해요. 하지만 아무리 어려운 일도 함께 꿈꾸면 바뀌잖아요. 그 시작은 '더 괜찮은 삶을 바라는 것'인 거 같아요. 그러니 우리, 여기보다 괜찮은 어딘가를 꿈꾸는 걸, 멈추지 말고 계속하는 것이 어떨까요?

기후 변화와
건강 불평등

2부

1 폐 건강을
위협하는 석면

여러분은 석면에 관해 들어 본 적 있어요? 만약 들어 봤다면, 학교 운동장에서 석면이 발견되었다든지, 오래전에 지어진 학교 건물에 석면이 있어서 위험하다든지 하는 식의 이야기였을 거예요. 대체 석면이 뭐기에 위험하다는 걸까요?

석면은 무척 독특한 광물이에요. 머리카락보다 5000배나 가는 실 모양의 돌이 모여서 만들어졌거든요. 실처럼 천을 짤 수도 있어요. 불에 잘 타지 않고, 화학 물질에 잘 녹지도 않고, 아주 튼튼하지요. 그래서 석면의 영어 이름인 'asbestos'는 '불멸'이라는 뜻을 가진 그리스 말에서 생겨났대요. 사람들은 석면을 아주 오래전부터 썼어요. 고대 그리스에서는 옷을 만들어 입었고, 신성 로마 제국에서는 집 짓는 데 쓰기도 하고 옷이나 식탁보를 만들기도 했지요. 이집트에서는 시체를 싸는 천이나 갑옷을 만드는 데 사용하기도 했대요. 현대에는 그 쓰임이 더 많아졌어요. 자동차 브레이크를 만드는 데, 파이프를 감싸는 데(열이나 추위로부터 보호하기 위해서지요) 쓰기도 해요. 집이나 건물을 지을 때 석면이 들어간 단열재(열이 쉽게 빠져나가지 않도록 보호하는 재료예요)를 쓰고, 석면을 섞은 시멘트를 벽에 바르기도 해요.

석면이 들어간 것 중에 친구들이 가장 자주 보는 건 아마도 건물 천장에 네모반듯하게 붙어 있는 하얀색 석고 보드일 거예요. 이게 학교 건물에 쓰이는 대표적인 석면이에요. 수업 중에 우리 머리 위로 석면 가루가 떨어질 수 있어서 위험하지요. 그렇지만 너무 걱정할 필요는 없어요. 아주 오래된 학교 건물에만 석면이 쓰였고, 그런 오래된 학교들은 하나하나 석면을 없애고 있으니까요.

'석면은 사람이 만든 것도 아니고 자연 상태에 있는 광물인데 왜 인간에게 해로울지?' 하고 고개를 갸우뚱하는 친구들이 있을 수 있어요. 하지만 자연에 존재한다고 모두 안전하고 좋은 것은 아니에요. 라돈과 같은 자연 방사능은 폐암을 일으키기도 하거든요. 석면도 그래요. 그래서 국제 암연구소(IARC)는 석면을 인간에게 암을 일으키는 물질로 지정하고 있어요. 석면이 우리 몸 안에 들어가면 무척 위험해요. 석면 먼지를 현미경으로 자세히 들여다보면 가늘고 뾰족해요. 바늘과 비슷하게 생겼어요. 작고 뾰족뾰족한 바늘이 우리가 숨을 쉴 때 폐로 들어간다고 상상해 봐요. 폐 안으로 들어간 석면 먼지는 몸 밖으로 나오지 못하고 폐에 박히게 돼요. 그리고 서서히 폐 안에서 염증을 일으키는데, 그래서 폐가 딱딱하게 굳는 것 같은 질병이 생기기도 하고 심한 경우 수십 년 뒤에 암으로까지 발전해요.

예전에는 몇몇 사람들만이 석면을 다루거나, 고대 그리스처럼 노예를 시켜 작업해서 석면 때문에 아파도 잘 모르고 넘어갔을 거예요. 그러다가 20세기 즈음에 석면 제품을 많이 만들면서 여러 사람이 석면 광산이나 공장에서 일하게 되고, 석면 먼지를 들이마시고 질병에 걸려 죽게 되면서 그 위험을 확실히 알게 되었어요. 석면은 지금 한국을 비롯해 60여 개 나라에서 사용이 금지된 광물이에요. 왜 세계 모든 나라에서 금지하지 않고 고작 60여 개 나라만 금지했느냐고요? 아마도 석면이 튼튼하고 가격이 싸기 때문일 거예요. 석면 대신 사용할 수 있는 재료들은 아직까지는 비싼 편이거든요. 석면 사용을 금지한 나라는 대부분 경제적으로 부유해요. 하지만 석면을 아직도 쓰는 나라는 경제적으로 넉넉하지 않아요. 부유하지 않은 나라에서 석면을 캐서, 역시 부유하지 않은 나라에 수출하는 거지요. 석면 공장도 대부분 부유하지 않은 나라들에 있어요.

석면이 건강에 해롭다는 것은 전부터 알려졌지만 별다른 규제를 하지 않다가 1970년대부터 선진국에서 먼저 금지하기 시작했어요. 그러자 독일이나 일본 같은 나라의 기업들이 자기 나라에서 더는 사업하기가 어려워졌어요. 그래서 한국으로 기계를 들여와서 회

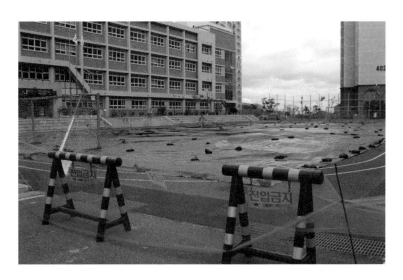

2011년 전국 8개 초·중·고교 운동장에서 1급 발암 물질인 석면이 검출됐다. 석면이 검출된 서울 시내 한 초등학교 운동장에 폐쇄 조치가 내려진 장면. ⓒ연합뉴스

사를 세우고, 우리나라 노동자들에게 석면으로 천을 짜는 일을 시켰어요. 그 뒤 한국의 노동자들은 석면으로 인한 질병에 시달렸고, 한국은 그제야 석면 사용을 금지했어요.

　석면 금지로 한국 내에서 공장을 운영하기 어려워지니까, 예전에 독일과 일본이 그랬던 것처럼, 인도네시아 같은 규제가 약한 국가로 석면 방직 기계를 수출하고, 그곳에 회사를 세워서 석면 제품을 만들고 있어요. 당연히 그 석면 공장에서 일하다가 병에 걸린 피해자들이 생겨났지요. 일본에서 한국으로, 다시 인도네시아로 석면 공장은 옮겨졌고, 노동자들의 고통도 계속됐어요. 인도네시아의 공장은

　10대와 통하는 건강 이야기

아직도 돌아가고 있어요. 피해자도 계속 나오고 있고요. 위험한 공장을 없애지 않고 우리가 당한 나쁜 짓을 우리보다 약한 이들에게 고스란히 되풀이하고 있다니, 정말 부끄러운 일이죠.

아 참 여러분! 한국은 2009년부터 석면 사용을 완전히 금지했지만 그 이전에는 석면이 들어간 제품을 많이 썼거든요. 그래서 오래전에 지어진 건물을 공사할 때는 석면 먼지가 날릴 수도 있으니까 가능하면 가까이 가지 않는 게 좋아요. 학교 교실 천장에 있는 하얀 석고 보드가 떨어지면 주워서 가지고 놀면 안 돼요. 혹시 석면이 들어 있을 수도 있으니까요, 선생님께 말씀드리고 어른들이 치우도록 해야 해요. 오래된 건물 벽이나 천장에 구멍이 났을 때 재미삼아 구멍을 더 파낸다거나, 파이프를 감싸고 있는 솜뭉치 같은 것에 구멍이 났을 때 주변의 솜뭉치를 뜯어내거나 하면 안 되지요. 혹시라도 석면 먼지가 날려서 이를 들이마시게 될 수 있으니까요.

국제 암연구소의
발암 위험 평가

국제 암연구소(IARC, International Agency for Research on Cancer)는 국제 보건 기구(WHO) 산하의 암 연구 기관이에요. 전 세계 전문가들이 모여 암의 원인과 예방법에 관해 연구하고 국제적인 협력을 할 수 있게 도와주는 역할을 해요. 국제 암연구소에서는 사람에게 암을 일으키는 요인을 1군, 2A군, 2B군, 3군으로 분류하고 각각에 해당하는 요인(화학 물질, 직업적 노출, 물리적 요인, 생물학적 요인, 생활 습관 등)들을 지정하고 있어요. 각 그룹은 근거의 충분성에 따라 분류되었어요. 즉, 1군은 사람에게 암을 일으킨다는 근거가 충분한 '인체 발암성 물질'이에요. 현재 120개의 요인이 1군으로 지정되어 있어요. 2A군은 사람에게 암을 일으킨다고 '추정'되는 물질들인데, 실험동물에서 암을 발생시킨다는 근거는 충분하지만 사람에게 암을 발생시키는지에 대한 근거는 충분하지 않은 요인들이지요. 현재 83개의 요인이 2A군에 포함되어 있어요. 2B군은 사람에게 암을 일으킬 '가능성'이 있는 물질들이에요. 실험동물에서 암을 발생시킨다는 근거가 충분하지 못하고, 사람에게 암을 발생시키는지에 대한 근거도 제한적이지요. 현재 314개 물질이 포함되어 있어요. 3군은 실험동물에서 암을 발생시킨다는 근거가 제한적이거나 부적당하고 사람에 대한 근거 역시 부적당한 물질들이에요. 3군에 포함된다고 안전한 물질이라는 것은 아니에요. 아직까지는 그 물질이 암을 발생시키는지에 대한 근거가 충분치 않아서 3군으로 지정된 경우들도 있어요. 현재 3군에는 502개의 물질이 포함되어 있어요.

2 기후 변화와 불평등은
무슨 관계?

최근 몇 년간 기상 이변을 보도하는 뉴스가 심심치 않게 들려요. 지구촌 어딘가에서 대홍수로 수백 명이 사망했다는 뉴스도 있었고, 따뜻한 나라에 갑자기 불어닥친 추위로 많은 사람들이 죽었다는 뉴스가 들리기도 해요. 우리나라도 최근 들어 여름에 견디기 힘들 정도로 찌는 듯한 더위와 쏟아붓는 것처럼 내리는 비가 잦아졌지요? 온실가스가 많아져 생긴 기후 변화 때문이라고들 해요.

온실가스는 태양에서 지구로 들어온 전자파 일부를 가두어 지구를 따뜻하게 유지해 주는 고마운 역할을 해요. 만약 온실가스가 없다면 지구 온도가 지금보다 30도 정도 낮아서 모든 게 꽁꽁 얼어붙었을 테니 정말 다행이지요. 하지만 지나침은 모자람만 못하다고, 온실가스가 너무 많아지면서 문제가 생겼어요. 우리가 석탄, 석유, 천연가스 같은 화석 연료를 마구마구 쓰고, 고기를 먹기 위해 가축

들을 대량으로 키우고, 많은 양의 곡식을 생산하기 위해 비료를 듬뿍듬뿍 뿌리기 시작하면서 온실가스의 농도가 필요 이상으로 높아진 거예요. 그 결과 지구 안에 머무는 태양 복사 에너지가 많아지면서 지구의 온도가 높아졌어요.

온실가스에 의해 가두어진 열은 대기에, 지표면에, 바다에 뿌려지면서 지구의 온도를 점차 높이게 되는데, 지구가 전체적으로 더 따뜻해지면 어떻게 될까요? 홍수, 불볕더위, 가뭄, 화재 등이 자주 일어나고 대기 오염도 심해져요. 비가 오는 양상이 바뀌어서 비가 아예 안 오거나, 한꺼번에 너무 많은 양이 오는 경우가 예전보다 잦아졌어요. 극지방의 얼음이 녹기 시작했어요. 바닷물의 높이도 올라가겠지요? 바닷물의 높이가 올라가면 낮은 지대의 땅이 침수되거나 지하수와 강어귀의 염분을 증가시키고 농작물에 피해를 줄 거예요. 결국 해안가에 사는 사람들의 생활에 위험이 발생할 가능성이 커져요. 기온이 높아지면 호흡기 건강에 나쁜 영향을 주는 오존의 농도가 증가하는 등 대기 오염도 심각해지지요. 이 밖에도 농업과 어업의 생산량도 감소하고, 사막화 등으로 생물 다양성이 훼손되고 생태계가 무너져요. 결국 기후 변화는 사람들의 생활을 위협하고 건강을 해치는 결과를 가져와요.

극단적인 기상 현상으로 이재민이 발생하고, 음식을 제때 공급받지 못해 영양이 결핍되는 사람들이 늘어나고, 감염병 발생이 증가하

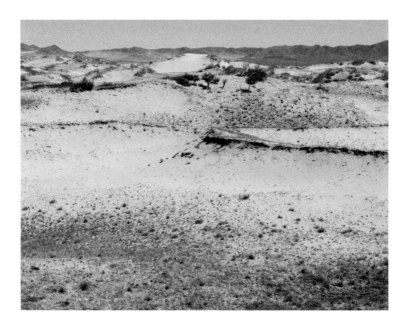

사막화. ⓒ산림청

고, 대기 오염으로 호흡기 질환도 증가하고, 사람들의 정신 건강까지 영향을 줘요. 이런 무서운 일들이 도대체 언제, 어디서 일어나는 거냐고요? 이미 전 세계에서 시작되었어요. 미국, 영국, 러시아, 호주, 유럽, 인도, 아프리카에 사는 아이들이 최근 몇 년간 불볕더위와 홍수, 가뭄으로 고통받았어요.

　이런 고통은 모든 사람에 똑같이 적용되지 않아요. 견디기 힘들 정도로 무더운 날들이 계속된다고 상상해 봐요. 그러면 젊은 사람보다는 어린이나 나이가 많은 사람들이 더 힘들겠지요? 돈이 많아서 냉방을 충분히 할 수 있는 사람들보다는 돈이 없어서 냉방비를 아껴야 하는 사람들이 더 힘들 거예요. 또 에어컨이나 선풍기가 집집마다 있는 잘사는 나라 사람들보다 냉방기기가 별로 없는 못사는 나라 사람들이 더위로 인한 피해를 더 크게 받게 될 거예요.

홍수가 나면 어떨까요? 배수 시설이 잘 마련되지 않은 낙후한 지역에 살거나, 지하에 사는 사람의 피해가 더 크겠지요. 홍수로 전염병이 돈다면요? 병원이 충분하고 적절한 약을 처방받을 수 있는 부유한 나라 사람보다는 의료 시설이 부족한 가난한 나라 사람이 더 힘들 거예요. 자, 이번엔 여러분이 답해 볼까요. 갑자기 가뭄이 심각하게 들어 충분한 물이 공급되지 않는다면 어떤 사람들이 더 힘들까요?

결국 기후 변화는 가난한 나라 사람들을 더 힘들게 할 거예요.

어떤 나라는 지난 수십 년 동안 거대한 공장을 돌리고 자동차를 굴리기 위해 화석 연료를 맘껏 사용하고 대량 생산된 가축과 곡식으로 풍부한 먹거리를 즐기며 온실가스 증가에 앞장서 왔어요. 어떤 나라는 그런 편리를 누리지 못했고요. 그런데 기후 변화가 가져온 나쁜 결과는 다 같이 겪어야 하고, 오히려 누리지 못한 나라에서 더 피해가 클 수 있어요. 그래서 기후 변화에 대한 국제적인 회의나 협상에서 나라마다 입장이 달라요. 잘사는 나라들은 모두가 똑같이 온실가스를 줄이는 등의 노력을 해야 한다고 주장하는 반면, 소득

10대와 통하는 건강 이야기

이 낮은 나라에서는 잘사는 나라들 책임이 큰 만큼 기후 변화 대처를 위한 부담을 잘사는 나라들이 더 많이 져야 한다고 생각하지요. 여러분 생각은 어때요? 어떤 쪽이 더 평등하고 정의로운 해결책일까요?

기후 변화에 관한
정부 간 협의체

여러분도 짐작하다시피, 기후 변화는 어느 한 국가가 열심히 노력해서 해결할 수 있는 문제가 아니에요. 국제 협력이 필수적이지요. 국제 사회는 기후 변화에 대응하기 위해 다양한 공동 노력을 해 왔어요. 그중 하나가 기후 변화에 관한 정부 간 협의체(IPCC, Intergovernmental Panel on Climate Change)의 설립이에요. IPCC는 기후 변화와 관련된 과학을 평가하는 국제기구예요. 세계 기상 기구(WMO)와 UN 환경 프로그램(UNEP)이 1988년에 공동으로 창립했어요. IPCC는 전 세계 정책 입안자들에게 기후 변화의 과학적 기초, 기후 변화의 영향과 미래 위험, 적응 및 완화를 위한 전략 평가 자료를 제공하기 위해 설립되었어요. IPCC는 여러 보고서를 통해 다양한 시나리오에 기반한 미래 기후 변화에 대한 전망을 제시하고, 기후 변화가 초래할 수 있는 여러 위험과 이에 대한 대응으로 어떤 선택을 할 수 있을지를 제시하고 있어요.

IPCC는 현재까지 다섯 차례에 걸쳐 평가 보고서를 냈고, 첫 번째 평가 보고서는 1990년에, 제5차 평가 보고서는 2014년에 발간되었어요. 제5차 평가 보고서에서 예측하고 있는 미래의 기후 변화를 몇 가지만 살펴볼까요?

- 북극 지역의 온난화가 지구 평균 온난화보다 빠르게 진행될 것이다
- 대다수 육지 지역에서 폭염의 발생 빈도와 지속 기간은 증가할 것이고, 극한 저온 현상은 감소할 것이나 간헐적 극한 혹한 현상은 계속해서 나타날 것이다.
- 지구 평균 해수면은 계속 상승할 것이고, 해양 산성화가 심화될 것이다.

제5차 평가 보고서는 이러한 미래 기후 변화가 전 지구적으로 다음과 같은 위험을 가져올 것이라고 경고하고 있어요.

- 폭풍 해일, 해수면 상승과 연안 범람으로 인한 심각한 질병과 생계의 위험, 일부 도시 지역의 내륙 홍수, 지속적 폭염
- 극단적 기상 이변으로 인한 사회 기반 시설과 핵심 서비스의 와해로 인한 체제 위험
- 특히 빈곤한 인구 집단에서 식량과 물의 불안정, 농촌 생계와 소득의 손실
- 생물 다양성 훼손 및 생태계 기능의 손실 위험

여러분, 기후 변화가 가져올 위험이 무시무시하지요? 아주 자그마한 것이라도, 온실가스를 줄이기 위해 우리가 할 수 있는 실천들은 어떤 것들이 있을지 여러분도 곰곰이 생각하고 실천해 보지 않을래요?

3 수은과 죽음의 연금술

'수은' 이름 참 예쁘지요? 은이 물처럼 흐른다는 뜻을 가진 이 물질은 밀도가 매우 높고, 보통 생활하는 온도에서 액체 상태로 있는, 신기한 금속이에요. 혹시 빨간 줄이 쭉 올라가는 유리 온도계를 본 적이 있어요? 그 빨간 액체가 수은이에요. 잘 보이라고 빨간색을 입힌 거지요. 수은은 독특한 성질을 가지고 있어서 사람들은 오래전부터 이것을 썼어요. 하지만, 사람 몸에 쌓이면 병을 일으키고 심하면 목숨을 빼앗는 무서운 물질이기도 해요.

영원히 살고 싶어서 불로초를 찾아 헤맨 것으로 유명한 중국의 진시황제는 글쎄 수은을 먹었대요. 지금 생각하면 큰일 날 일이지만, 그때는 그럴 만도 할 거 같아요. 왜냐면 지금도 피부를 하얗게 하고 주름을 없애는 화장품에 수은을 쓰거든요. (물론 이런 화장품을 오래 썼다가는 부작용이 생겨요.) 그런 효과가 있으니까 혹했던 거지요.

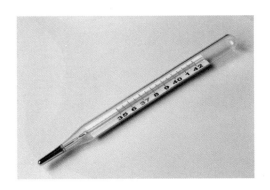

유리 온도계.

　금을 만들고 싶었던 서양의 연금술사도 수은을 썼어요. 수은은 다른 금속, 특히 금에 잘 붙거든요. 물 상태인 수은에 자잘한 금을 녹여서 그걸 끓이면 수은은 금보다 먼저 기체가 되어서 공기 중으로 날아가고 금 조각만 남아요. 이런 성질을 이용해서 금을 만드는 건 지금도 계속되고 있어요. 금광이라고 하면 친구들도 금덩어리가 지천으로 깔려 눈이 부신 보물 창고를 생각하나요? 저도 그랬어요. 하지만 그런 노다지는 흔하지 않아요. 그러니 금이 귀한 것이겠지요? 귀한 금을 얻기 위해 아주 힘들게 작업하는 작은 광산과 금 만드는 공장이 세계 곳곳에 있어요. 여기에서는 온종일 화로에서 수은을 끓여요. 그러다 보니 광산과 공장에서 일하는 사람들은 수은 때문에 질병에 시달립니다. 게다가 기체가 된 수은이 근처의 집과 동네에 스며들어 주변 사람들까지 아프게 해요.

수은 중독으로
고통 받는 사람들

수은이 물에 섞여 바다로 흘러가면, 먹이사슬을 따라서 점점 물고기의 몸에 쌓여요. 이런 물고기를 사람이 먹으면 수은도 따라오지요. 1950년대 일본의 미나마타 지역에서는 사람들, 특히 갓 태어난 아기나 어린이가 특이한 질병을 앓는 일이 한꺼번에 발생했는데, 알고 보니 근처 공장에서 수은을 바다에 버려서 그랬대요. 그 수은이 물고기 몸에 쌓이고, 결국 사람까지 대가를 치르게 된 거예요. 놀라운 건, 그 당시에도 공장 폐수에서 수은을 걸러내는 기술은 이미 있었다고 해요. 돈을 아끼려고 공장에서 정수 설비를 갖추지 않은 거예요. 결국 2009년까지 '수은 병'이라는 이름으로 일본 정부가 도운 사람만 약 7만 명이 넘어요. 수은 병은 아기나 어린이가 걸리는 일이 많은데, 그 이유는 엄마 뱃속에서 아기로 쉽게 넘어올뿐더러 엄마보다 더 잘 쌓이기 때문이에요. 한국에서도 1988년 15세 청소년이 온도계 공장에서 일하다가 수은 중독으로 사망하는 일이 있었어요. 아까 말했듯이 온도계에 수은을 이용하거든요.

물건에 금을 입히는 도금 작업에도 수은은 오랫동안 쓰였어요. 박물관에 있는 금빛 나는 장식물들은 어쩌면 수은을 이용해서 도금한, 자신의 목숨과 바꾼 작업의 결과물일 수도 있어요. 수은으로 만들어 낸

온도계 공장에서 일하다가 수은 중독으로 사망한
문송면 군에 대한 기사가 실린 1988년 5월 11일자 <동아일보>.

편리와 사치를 누리는 사람들이 있는가 하면, 반대로 고통받는 사람
들도 있는 거예요.

그렇다면 이런 피해를 줄이기 위해서 우리는 무엇을 할 수 있을까
요? 우선, 기술이 발전해서 수은을 쓰지 않고도 잘 작동하는 것들이
많아졌거든요. 전지(배터리)도 요즘은 수은을 쓰지 않고, 수은 가스가
든 형광등도 LED 전구로 바꿀 수 있지요. 그래도 여전히 우리 생활에
서 수은이 들어간 물건이 있을 수 있는데요, 이런 물건은 반드시 철
저하게 분리수거를 해서 별도로 모아야 해요. 이런 작은 관심과 활동
하나하나가 모이다 보면 조금은 좋아질 것 같은데, 친구들 생각은 어
때요?

보호받지 못하는
배달 노동

여러분 혹시 햄버거를 배달시켜 먹은 적이 있나요? 피자·짜장면 같은 음식을 배달시켜 먹은 적이 있을 거예요. 스마트폰으로 주문하면 오토바이에 실려 오지요.

맥도날드에서 햄버거를 배달하는 '라이더'(배달원) 친구를 알고 있어요. 한여름에 땀범벅이 되어도 콜라만은 시원하게 배달해야 한다면서 40도가 넘어가는 아스팔트를 달려 엘리베이터가 없는 빌라의 계단을 뛰어 올라가지요.

그 친구에게는 피자·짜장면·떡볶이 배달을 하는 많은 라이더 동료가 있어요. '배달의 민족', '요기요'에 음식을 주문하면 식기 전에 집 앞으로 음식을 갖다 주는 라이더들은 아스팔트 길 위가 직장이고, 초인종을 누르면 문을 열어 주는 고객 한 명 한 명이 노동의 조건이고 환경이에요. 늦더라도 고맙다고 인사하는 고객도 있지만 음식이 식었거나 잘못 왔다고 화를 내는 고객을 만날 때도 있어요.

스마트폰으로 주문을 받아서 음식을 배달하는 일을, '플랫폼 노동'이라고 해요. 플랫폼은 기차가 모였다가 흩어지는 승강장이에요. 스마트폰이 일종의 승강장이 되어 정보와 주문이 모이고 또 사방으로 흩어지는 거죠. 멋지게 들리지 않나요? 그런데 정해진 일터에서 한 명의 사장에게 급여를 받는 직장 노동자와 다르게, 이들에겐 복잡한 사정이 있어요. 맛집을 검색해서 주문 완료를 누르는 고객도, 음식을 만드는 식당도, 앱으로 들어온 배달 정보를 보고 식당에 가 음식을 받아 배달하는 라이더도, 스스로 사장이라고 생각하는 사람이 없다는 점이에요. 분명히 일하고 돈을 받는데, 대체 누가 사장일까요?

배달 앱이 사장인 걸까요. '바로고', '부릉' 같은 로고를 새긴 오토바이가 골목골목 다니는 것을 보았을 거예요. 이들은 바로고, 부릉의 스마트폰 앱을 깔고 일해요. 라이더들은 월급이 아니라 배달 횟수를 계산해서 그 건수만큼 돈을 받아요. 그래서 더 많이 더 길게 일하게 되죠. 배달 시간을 줄여야 여러 번 배달할 수 있으니, 더 빨리 속도를 내게 되고요. 근데 배달 앱 업체는 사장이 아니래요.

그럼 식당이 사장인 걸까요? 예전에는 짜장면집, 피자집에서 배달원을 직접 고용하고 월급을 줬어요. 그러다가 스마트폰이 생기면서 스마트폰만 있으면 앱을 개발해서 사업을 할 수 있는 세상이 됐지요. 짜장면집, 피자집 사장님은 직접 고용해서 월급 주고, 휴가도 주고, 퇴직금도 줘야 하는 배달 노동자를 해고하고, 스마트폰 배달 앱을 깔았어요. 그리고 라이더를 직접 고용하지 않고, 음식을 배달할 수 있게 되었어요. 그러니까 식당도 사장이 아니래요.

결국, 라이더 한 명 한 명이 사장이 되어 버렸어요. 그러니, 라이더가 다치거나 아파도 어디에서도 책임지지 않아요. 대기하고 있는 라이더는 많으니, 다친 사람 말고 다른 사람한테 시키면 그만이죠.

스마트폰으로 손쉽게 쇼핑하는 세상에서도 결국, 사람이 배달해요. 오토바이에 음식을 싣고 24시간 배달을 하는 사람들이 사장이 된 세상. 사장인데 노동자보다 더 고되고 오래 일하며, 사고가 나면 내 돈으로 치료해야 하는 사장. 이런 '무늬만 사장'을 마구 만들어 내는 플랫폼 노동 세상은, 과연 누구를 위한 것일까요.

10대와 통하는 건강 이야기

5 가습기 살균제의
비극

가습기 살균제 사건이라고 들어 봤는지 모르겠어요. 겨울에 집안
이 건조하면 가습기를 틀잖아요. 항상 물이 들어 있기 때문에, 안쪽
에 때가 잘 생겨서 자주 닦아 주어야 해요. 이때 세정제를 넣어서 관
리하는데 그걸 가습기 살균제라고 해요. 지금은 팔지 않지만, 몇 년
전까지만 해도 많은 사람이 사서 썼어요. 대기업에서 만든 데다가
'친환경', '아기도 안심', '사람에게 무해' 같은 말이 적혀 있으니 안전
하다고 생각했지요.

그런데 실제로는 그렇지 않았어요. 가습기 살균제 속에 있는 화학
물질이 사람 몸에 무척 해로웠거든요. 아무것도 모른 채, 가습기 살
균제 화학 물질이 섞인 공기를 마신 거예요. 가습기는 보통 아기나
노인이 있는 집이나, 병원에서 많이 쓰잖아요. 그래서 피해가 더욱
컸어요. 가습기 살균제를 사용한 사람 중에 기도나 폐가 망가지는

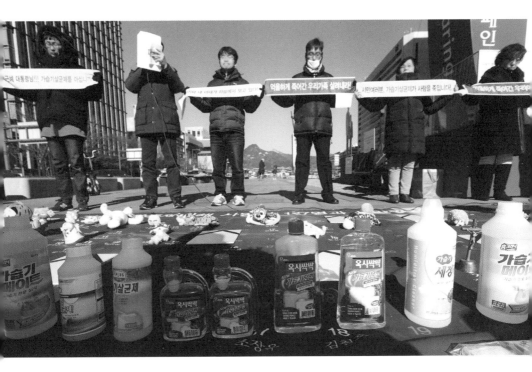

서울 광화문 광장에서 가습기 살균제 피해자 가족들이
가습기 살균제 제조 회사를 규탄하고 있는 모습. (2014년 1월 13일) ⓒ연합뉴스

10대와 통하는 건강 이야기

이들이 점점 늘어났어요. 사망한 사람이 한국에서만 1000명이 넘어요. 이것도 밝혀진 피해자의 수이고, 더 많을 거예요. 엄청난 비극이지요.

가습기 살균제에는 옥시·애경·롯데·이마트·홈플러스·엘지의 상표가 붙어 있었어요. 원료를 만든 회사는 SK였지요. 친숙한 이름이지요? 이들은 제품이 안전하다고 광고했지만, 정작 사람이 가습기 살균제가 섞인 공기를 마셨을 때 어떤 영향이 있는지 제대로 검사하지 않았어요. 검사를 하고도 위험하다는 걸 숨긴 과학자들도 있었고, 수사를 피하려고 엄청난 돈을 쓴 기업도 있었어요.

지금도 수사는 계속되고 있어요. 어떤 기업은 대표가 감옥에 가고, 어떤 곳은 이제야 재판을 받고 있지요. 기업의 경영진은 카메라 앞에서 고개를 숙이며 "피해자에게 사죄를 드린다"라고 말했어요. 하지만 법정에서는 몸에 해가 되는지 몰랐다, 의학적으로 증명되지 않았다며 무죄를 주장하고 있어요.

요즘 저는 기업에 대해 자주 생각해요. 우리는 기업이 만든 물건이 없으면 살 수 없잖아요. 물건을 만들어 팔고, 이윤을 남기는 게 나쁜 일도 아니고 말이에요. 하지만 가습기 살균제 사건을 보며, 이 기업들은 무엇을 잊고 무엇을 건너뛰었기에 이런 비극이 일어난 건지 마음이 복잡해요.

기업의 광고를 보면, 파란 하늘, 웃는 사람들, 행복한 미래 같은 장면이 나와요. 소비자는 그걸 보고 친근감을 느끼기도 하고 신뢰가 생기기도 해요. 사실 그 이미지 뒤에는 감춰진 게 참 많아요. 물건을 만드는 노동자가 있고, 재료를 공급하는 공장이 있고, 광고하고 진열하는 시장이 있고, 사용하는 소비자가 있고, 관리하는 정부가 있지요. 이제부터는 기업 이야기만 듣고 믿지 말고, 다양한 관계의 다른 목소리에도 귀 기울여 보는 건 어떨까요. 무엇보다 우리 안전을 위해서 말이에요.

6 김용균 노동자 이야기

지금 어디서 이 책을 읽고 있나요? 밝은 전등 아래서 읽고 있는 친구들이 많을 거 같아요. 저는 지금 이 글을 쓰기 위해 멀티탭에 노트북 코드를 꽂고, 드럼세탁기에 빨래도 돌리고 있어요. 좋아하는 음악이 나오는 시간이라 라디오도 틀었지요. 소박한 풍경이에요. 그런데 전기가 없으면 누릴 수 없는 일들이기도 해요. 이번에는 전기에 대해서 이야기해 보려고 해요, 정확히는 전기를 만드는 발전소 노동자들의 건강에 대한 이야기예요.

2018년의 겨울에 김용균이라는 이름이 인터넷에 많이 올라왔는데 본 적이 있어요? 스물네 살의 젊은 청년이에요. 살아 있을 때는 평범한 청년이었어요. 그가 알려진 것은 그가 죽은 후랍니다. '한국 서부발전'이 운영하는 태안화력발전소가 김용균이 일하던 직장이에요. 석탄으로 전기를 만드는 석탄 화력 발전소였지요.

우리가 전기를 사용할 때는 쓰레기도 위험도 보이지 않아요. 발전소에 가도 깨끗한 유니폼을 입은 사람들이 모니터의 그래프를 보고 있는 중앙 제어실이 있어요. 그런데 그래프가 보여 주는 숫자들은 어디선가 전기가 만들어지고 있다는 거거든요. 김용균은 거기, 전기를 만드는 곳에서 일했어요. 석탄은 호주나 인도네시아 등에서 사와요. 배에서 내려진 석탄은 김용균이 일하는 곳으로 가지요. 컨베이어 벨트라고 들어 봤나요? 사람은 정해진 자리에 있고 컨베이어 벨트에 물건들이 실려오잖아요. 발전소도 그래요. 석탄을 실은 컨베이어 벨트가 삐걱거리거나 멈추지 않도록 하는 게 김용균의 일이었어요. 석탄이 떨어지면 삽으로 퍼올리고, 기계에서 소리가 나면 뛰어가서 살폈어요. 석탄이 멈추지 않고 공급돼야 전기를 만들 수 있으니까요. 이 일을 운전 업무라고 해요. 석탄으로 전기를 만드는 데 필수적인 일이지만 발전소는 이 작업 단계를 직접 운영하지 않고 다른 작은 회사에 맡겼어요. 그래서 거기서 일하는 사람들은 발전소 직원이 아니에요. 작업복도 발전소 옷도 입지 않고, 월급도 그 작은 회사에서 받아요. 이런 방식을 '외주화'라고 하지요. 석탄, 컨베이어 벨트, 기계 설비는 발전소 것인데, 일하는 사람은 다른 회사 소속이에요. 발전소는 정부가 경영하는 공기업이기 때문에 급여와 복지가 안정적인데, '외주화'하면 월급은 적고, 복지도 거의 없는, 발전소와는 다른 회사에서 일하게 돼요. 같은 정문을 통과하고 같은 울타리

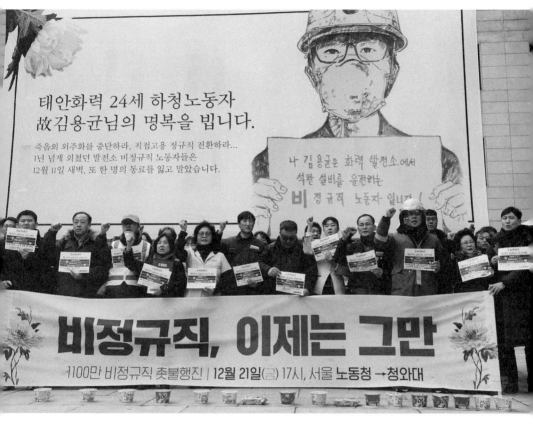

불의의 사고로 목숨을 잃은 고 김용균 씨를 추모하며 구호를 외치는 사람들.(2018년 12월 18일)
ⓒ연합뉴스

안에서 같은 일을 하는데도 차별을 받는 거예요.

아까 김용균의 직장이 한국서부발전이라고 했는데, 그러고 보니 틀린 말이군요. 김용균은 석탄 운전 외주 업체 직원이었어요. 그날 김용균은 컨베이어 벨트 저쪽에서 나는 이상한 소리를 듣고 뛰어갔지요. 기계 가까이 몸을 숙여 고장 난 곳을 찾으려 할 때 그만 사고가 납니다. 스물네 번째 생일 파티를 한 지 며칠 지나지 않은 12월의 겨울 새벽, 김용균은 집으로 돌아가지 못했어요.

김용균이 죽고 나서야 저는 그가 일했던 발전소에 가 보게 되었어요. '사고 조사'를 해야 했기 때문이에요. 옛날에 가 보았던 태백의 탄광이 떠올랐어요. 검고 긴 터널, 낮에도 까맣고 밤에도 까만, 석탄 가루를 씻어 내는 축축한 물기, 전기를 아끼느라 조명 빛이 너무 흐렸어요. 발전소인데 말이에요. 글로만 알던 '외주화'가 눈앞에 펼쳐져 있었어요. 일하는 환경을 개선해 줄 돈을 아껴서 발전소의 이윤으로 돌리는 것. 발전소의 정규 직원이 아니기에 적은 월급을 주고, 일하는 환경을 안전하게 개선해 달라고 하면, 맡겼던 일을 또 다른 작은 회사로 바꿔서 맡기겠다는 것이 바로 그것이었어요. 김용균은 함께 일할 동료가 부족한 상황에서 어떻게든 맡은 일을 해내려고 했어요. 컨베이어 벨트에 안전장치가 없다는 것을 발전소 측은 알지 못했을까요? 김용균의 어머니와 동료 노동자들은 발전소가 직접 석탄 운전을 하고 노동자들이 죽지 않고 안전하게 일할 수 있도록 대책을 마련하라고 요구하며 싸웠어요. 두 달이 지나서야 한국서부발전은 사과문을 올리고 현장에서 일하는 사람들의 안전을 보장하는 조치들을 하기로 합니다. 모두 진작에 해야 했을 일들이에요. 우리는 모두 건강하게 일할 권리가 있으니까요. 그러나 안타깝게도 '외주화'는 여전히 계속되고 있어요. 컴컴하고 위험한 동굴 같은 곳, 석탄가루가 날리는 곳에서 김용균의 동료들이 여전히 일하면서 우리가 오늘도 사용하는 전기를 만들고 있답니다.

7 '예쁨'을 강요하는 노동

혹시, 백화점에 가 본 적이 있어요? 저는 대도시인 서울에 살다 보니 큰 백화점들이 멀지 않은 곳에 있어요,

백화점은 1층이 제일 화려한 것 같아요. 구두, 가방, 화장품처럼 비싼 '명품 브랜드' 들이 들어서 있어요. 백화점을 찾는 사람들에게 '당신은 이런 비싼 물건들을 살 수 있는 사람'이다, 그 정도 소비 능력을 가진 사람들만이 이 백화점에 올 자격이 있다고 말하는 것 같기도 해요. 이 중에 '샤넬'이라는 화장품 브랜드가 있어요. '샤넬' 화장품 회사에는 '노동조합'이 있어요. 매장에서 일하는 335명의 직원들이 조합원이지요. 만들어진 지 15년이 넘었다고 해요. 노동자라는 이름과 명품 화장품 매장의 직원, 서로 안 어울린다고요? 급여를 받고 일하는 사람들은 대부분 노동자랍니다.

샤넬 노동조합 조합원들은 1년 전에 뜻깊은 소송을 결심하고 실

천에 옮겼어요. 샤넬 노동자들은 늘 30분 정도 일찍 출근해서 샤넬 화장품을 이용해서 꼼꼼히 화장하고, 머리를 만진 후에 일을 시작했대요. 소송은 이를 시간 외 노동 시간으로 인정하고 수당을 지급하라는 내용이었어요. 놀랍지 않나요? 화장품 매장 직원들은 원래 예쁘고 세련된 줄 알았는데 미리 나와서 회사 지침대로 준비해야 했다니 말이에요.

매장 직원들은 화장뿐 아니라 머리색이나, 안경을 쓰는 일도 규제를 받았대요. 화장품을 사게 하려면 판매 직원들이 아름다워 보여야 하니까요. 회사에서 이를 직접 관리했던 거에요. 이런 걸 '꾸밈 노동'이라고 해요.

비슷한 일은 또 있어요. 유명한 요거트 프랜차이즈 가게에서 여성 아르바이트 노동자가 '용모가 단정하지 않다'는 이유로 해고당했는데 그 이유가 머리가 짧고 화장을 하지 않아서였대요. 한 패스트푸드 매장은 계산대 업무를 하는 여성 노동자가 화장을 안 하고 오면 햄버거 만드는 일을 시켰다고 해요. 여성의 외모를 상품처럼 생각하니까 이런 일이 생기는 것이겠지요.

그런데요, '꾸밈 노동'은 특정 직업에서만 요구되지 않아요. 많은 여성들이 일하면서 꾸밈 노동에 대한 압력을 느낍니다. 화장을 하면 부지런하고 자기관리를 잘하는 사람이고 안 하면 게으른 사람이라고 평가해요. 일하는 여성들이 외모를 평가받고 꾸밈 노동을 요구

받는 일이 그동안 너무 당연시되어서 거기에 의문을 갖는 일조차 드물었어요. 방송국의 여성 아나운서들은 시력이 나빠도 안경을 쓰지 못했습니다. 대신 렌즈를 끼는 것을 당연하다고 생각했어요. 이처럼 외모를 가꾸도록 부추기는 '꾸밈 노동'은 여성의 시간과 노동과 돈을 빼앗는 측면이 있어요.

그래서 최근에는 이런 '꾸밈 노동'을 거부하는 여성들이 많아지고 있어요. 외모를 가꾸고 돈을 들이는 것은 개인의 자유겠지요. 그런데 그 자유가 정말 '자유로운' 생각에서 나오는 것인지, 사회가 만든 기준에 익숙해진 것은 아닌지 생각해 보면 좋을 것 같아요.

직업도 바꾸는
기후 위기

지구가 더워지고 있다고, 기후 위기라는 뉴스 본 적 있지요? 최근 호주에 산불이 발생해 엄청난 피해를 주었다는 소식도 있었죠. 한반도 면적보다 더 넓은 땅이 불에 탔다고 해요. 산불로 생긴 이산화탄소가 호주가 한 해 배출하는 양보다 많고, 이는 바다를 건너 다른 지역에도 영향을 끼칠 거라고 해요. 산불로 사라진 숲이 복구되려면 100년이 걸린다고 해요. 이 문제를 알고 있는 친구도 있고 처음 들어 본 친구도 있을 거예요. 그렇지만 확실한 것은 우리가 살아가는 지구에서 어떤 일이 벌어지고 있는지 알아야 한다는 것이에요

기후 위기가 생기는 가장 큰 원인은 온실가스인데, 그중 가장 비중이 큰 게 이산화탄소예요. 이산화탄소는 공장, 석탄 화력 발전소, 자동차 배기가스 등에서 많이 나오는데, 이걸 줄이지 않으면 지구의 온도는 계속 올라가요. 극지의 얼음이 녹아 해수면이 높아지면 낮은

지대는 물에 잠겨요. 그래서 '투발루'라는 섬나라 주민들은 이미 피난을 가고 있다고 해요. 이런 사람들을 '기후 난민'이라고 불러요.

기후 위기는 사람들이 일하는 환경을 바꿉니다. 2019년은 지구 전체가 역대 두 번째로 온도가 높았어요. 노동자들에게 '대피권'을 주어야 한다는 이야기가 나올 정도였어요. 오토바이 배달, 택배 노동자들, 건설 현장이나 조선소에서 일하는 노동자들이 폭염 속에서 일하다 사망하기도 했어요.

기후 위기는 이러한 직접적인 위험과 함께 사회적·경제적 변화를 가져와요. 과학자들과 환경 운동가들이 이산화탄소를 다량 배출하는 석탄 화력 발전을 멈추어야 한다고 주장해요. 그래서 유럽의 많은 나라들이 석탄 화력 발전소를 멈출 계획을 세우고 있어요.

벨기에는 2016년에 석탄 화력 발전을 중단했고, 프랑스는 2021년, 이탈리아는 2025년에 멈추기로 했어요. 그럼 거기서 일하던 노동자들과 그 가족들은 어떻게 될까요? 석탄을 채굴하는 광산 지역 주민과 상인들은 파산하게 되는 것일까요. 유럽과 캐나다 정부는 석탄 발전소 노동자들과 가족, 광산 지역 주민들이 새로운 일을 하고 삶을 지속할 수 있도록 지원해요.

그런데 우리나라는 석탄 화력 발전소를 앞으로 일곱 개나 더 짓는다고 해요. 우리나라가 이산화탄소를 뿜어대는 전 세계 국가들 가운데 기후 변화에 대한 대응 지수가 아주 낮다니 걱정이에요.

먼저 손을
내밀어 봐

3부

1
슬픈 일 앞에서
행복해지기

한 친구 이야기를 해 볼까 해요. 찬이는 수업이 끝나자마자 신이 나서 집으로 달려갔어요. 그날은 손님들이 오시는 날이었거든요. 찬이 아빠는 많이 편찮으세요. 암에 걸려서 움직이지도 못하고 침대에만 누워 계시죠. 그래서 일주일에 한 번씩 간호사 선생님과 수녀님이 집에 와서 아빠를 보살펴 주고 있어요. 가끔 의사 선생님이 함께 올 때도 있고요. 그런데 왜 기분이 좋으냐고요?

예전에는 아버지가 병원에만 있었어요. 어머니는 직장에 다니고 할머니도 병원에서 아빠를 돌봐야 하니 늘 혼자였지요. 고모나 이모가 오실 때도 있고, 엄마가 전화를 걸어 숙제하라고 챙겨 주지만 자꾸 컴퓨터 게임만 하게 돼요. 그러면 직장에서 돌아오신 엄마는 아빠가 편찮으셔서 슬픈데 찬이가 말을 잘 듣지 않아 더 속상하다며 화를 냈어요. 그래서 집에는 늘 슬픔과 속상함이 가득했어요.

그런데 아빠가 집으로 돌아오면서 분위기가 바뀌었어요. 이제 찬이는 게임할 틈이 없어요. 아빠가 항상 옆에서 숙제하는 걸 지켜보니까요. 할머니 심부름도 하고, 아빠 팔다리도 주물러 드려야 해요. 아빠는 찬이가 손도 야무지고 심부름도 잘하는 참 든든한 아들이라고 칭찬해요. 그러면 찬이는 쑥스러워서 아빠 침대 주위를 펄쩍펄쩍 뛰어다니다 할머니께 야단을 맞기도 해요. 무엇보다도 아빠랑 할머니랑 이야기를 하느라 시간이 모자랐어요. 아빠는 잠을 많이 주무시지만 깨어 있을 땐 이것저것 학교에 대해 물어보고, 찬이가 그린 그림, 찬이가 쓴 동시에 대해 이야기해요. 찬이는 무슨 생각을 하는지, 기분이나 마음은 어떤지 궁금한 것도 많고, 찬이에게 해 주고 싶은 말씀도 많아요. 아빠가 아프기 전에는 너무 바빠서 찬이랑 함께 있을 시간이 많지 않았어요. 비록 아빠가 침대에만 누워 있고 함께 놀러 나가지 못해도 찬이는 지금이 참 행복해요.

처음부터 이렇게 행복한 건 아니었어요. 아빠가 집으로 돌아오신 후 처음에는 많이 힘들어하셨거든요. 아빠는 병이 다 낫지 않은 상태로 돌아왔어요. 머리가 심하게 아플 때면 끙끙대며 땀을 흘리고, 참다못해 소리를 지르기도 했어요. 불편하고 힘든 일이 한두 가지가 아니었어요. 다시 병원으로 가야 한다는 엄마랑 다투기도 많이 했고요. 할머니는 속상해서 눈물을 흘렸죠. 그러면 찬이는 어찌할 바를 몰라서 방에 들어가 숙제를 하는 척했어요.

그런데 어느 날 의사 선생님, 간호사 선생님, 수녀님이 다 함께 집에 찾아오셨어요. 왜 환자인 아빠가 병원으로 가지 않고 의사 선생님과 간호사 선생님이 집으로 오셨을까요? 아빠처럼 남은 시간이 얼마 없는 사람들이 편안하고 행복하게 가족들과 함께 지낼 수 있도록 도와주는 호스피스 팀이래요.

그날 선생님들과 수녀님은 아빠를 진찰하고, 할머니, 엄마, 찬이 모두에게 기분이 어떤지, 무엇이 힘든지 물어보고, 아빠와 할머니, 엄마가 서로 집에서 잘 지내도록 도와주셨어요. 매주 수요일 오후에 간호사 선생님과 수녀님이 오세요. 아빠를 아프지 않게 해 주고, 할머니 이야기도 들어주고, 찬이가 좋아하는 그림 그리기나 종이접기를 함께하기도 해요.

사실 사람들이 몇 살까지 살지는 아무도 몰라요. 사람마다 다르고 또 정확히 알 방법도 없어요. 세계 보건 기구(WHO)에서 나라별로 '기대 수명'을 발표하는데 그 해에 태어난 아기들이 앞으로 얼마나 살지 계산하는 것으로 '평균 수명'이라고도 해요. 2012년에 세계 보건 기구에 가입한 나라 사람들의 기대 수명은 70살이라고 해요. 아프리카에 있는 시에라리온은 기대 수명이 46살이고 일본은 84살이에요. 한국은 81살로 높은 편이에요. 이것도 평균이니까 더 오래 사는 사람도 있고, 짧게 사는 사람도 있어요.

또 우리가 평균 81살까지 산다고 하더라도 내내 건강하게 지내는 건 아니에요. 사고나 병으로 다른 사람의 도움이 필요할 때도 있죠. 그래서 실제로 하고 싶은 일을 마음대로 하면서 독립적으로 살 수 있는 시간은 기대 수명보다 짧아요. 이건 건강 수명이라고 해요.

슬프게도 찬이 아빠는 건강을 회복할 수 없는 상태예요. 그 누구의 잘못이 아니에요. 누구나 살다 보면 찬이 아빠처럼 세상과 이별해야 할 때가 찾아와요. 그런 분들에게는 남은 시간을 행복하게 즐거운 추억을 많이 만들면서 보내는 게 중요해요.

사랑하는 이들과 헤어지는 것도, 죽는 것도 생각하기 싫다고요? 하지만 여러분이 싫다고 해도 어쩔 수 없어요. 때로는 슬픈 일도 생겨요. 누구 잘못이 아니에요. 그럴 때는 그냥 슬퍼하면 돼요. 슬픔은 나쁜 게 아니니까요. 슬픔을 겁내지 말고 주어진 시간을 생각하며 한 해 한 해 계획하고 열심히 살아가길 바라요. 좋은 추억들을 많이 만들면 지나온 시간이 아깝다는 생각이 들지 않을 거예요. 그러다 보면 더 크고 건강한 마음으로 다음 1년을 또 계획하게 될 거예요.

2 이웃과 잘 지내면 건강해져요

"밥 먹어라, 빨리 들어와라, 불 끄고 자라."

무슨 말이냐고요? '엄마의 울타리'라는 노래 가사 중 한 구절인데, "우리 엄마가 한평생 하신 말, 내가 엄마 되어 매일같이 하는 말"이라고 해요. '잘 먹고, 안전하고, 잘 자는 것'이 제일 중요하다고 생각하는 엄마들이 자주 하는 말이지요. 바로 건강하게 사는 지름길! 왜 갑자기 이 말을 하냐고요? 제가 많이 듣고, 많이 하고 싶은 말이거든요.

얼마 전 감기에 걸려 오랫동안 고생했어요. 일과 공부가 밀려서 무리했거든요. 잠을 줄이고 제대로 쉬지 않고 밥도 제때 안 먹었지요. 콧물을 훌쩍거리며 콜록거리며 다녔더니 주변에서 걱정들을 해 주었어요. "병원은 갔다 왔어?", "약은 먹었어?" 하고. 이런 말을 들으면서 생각했지요. 더러운 옷을 세탁소에서 맡겨 깨끗하게 세탁하는 것처럼, 몸도 병원에 맡기는 것 같다고 말이에요. 빨리 나으려면 잘 먹고, 푹 자야 하는데, 그보다 병원에 가서 돈을 내고 건강을 사려 했던 건 아니었나 하는 생각이 들었어요.

병원은 필요한 곳이지만, 위험한 곳이기도 해요. 병원에서 일어난 사고나 감염 때문에 신문이나 방송에 나오는 일도 많지요. 또 병원을 자주 간다고 더 건강해지는 것도 아니고요.

그러다 제가 재미있는 사실을 알게 됐어요. '로제토 효과'(Roseto Effect)라는 게 있대요. 무슨 얘긴지 궁금하지요? 미국에 '로제토'라는 마을이 있었어요. 이탈리아에서 이민 간 사람들이 사는 가난한 마을이었는데요, 기름진 음식을 많이 먹고, 술과 담배도 많이 해서 뚱뚱한 사람들이 많았대요. 뚱뚱하면 병이 날 위험이 크다고 알려져 있지요. 그런데 놀랍게도 로제토 마을 사람들이 다른 마을 사람들보다 건강하게, 더 오래 살았다고 해요. 왜 그랬을까요? 우리만큼이나 그 이유가 궁금한 학자들이 연구를 했지요. 그랬더니, 글쎄 마을 사람들끼리 사이가 좋았대요. 서로 집을 오가며 음식도 나눠 먹고, 길에서 만나면 반갑게 인사하며 수다도 떨고……. 그런 것이 사람들을 건강하게 해 주었다는 거지요.

생각해 보니까 제가 자랐던 시골 동네도 그랬어요. 그 동네에선 사람을 만나면 "밥 먹었니?", "진지 드셨어요?" 하고 인사를 했어요. 그리고 식사 시간에 다른 집을 방문하면 꼭 밥 먹고 가라고 붙잡았

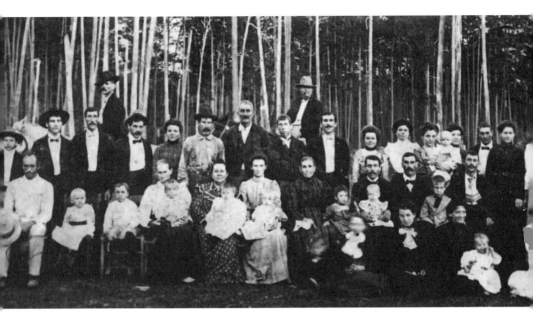

'로제토' 마을 사람들.

지요. 지금이었다면 무리하게 일하는 제게 "밥 먹고 해라.", "잠 좀 자라." 하면서 말렸겠지요? 함께 먹으면 입맛도 살아나니까 감기에 걸린 저도 맛있게 먹었을 거예요. 그렇죠? 결국 제가 감기로 고생한 건 친구들과 어울리지 않고 바쁘다며 혼자 지낸 것과 관련이 있다는 말이 되네요.

그래서 저는 결심했어요. 이제 "일은 마쳤니?", "과제 했어?" 하는 말보다 "밥 먹었니? 같이 먹자.", "잘 잤니?", "일찍 들어가자." 하는 말을 더 많이 하면서 주변 사람들에게 관심을 갖기로, 그래서 다 함께 건강해지기로요!

어때요? 여러분도 함께하지 않을래요? 학교에서 밥을 안 먹는 친구가 있으면 함께 먹자고 하고, 혼자 먹기 싫을 때는 같이 먹으면 맛있을 것 같다고 손 내밀기도 하면서 친구들과 함께 건강해지는 것! "엄마, ○○이 혼자 있대요. ○○이 불러서 같이 저녁 먹게 해 주세요~"하며 친구와 함께 밥 먹는 모습, 상상만 해도 즐겁지 않나요?

10대와 통하는 건강 이야기

3

우리 모두는
작지만 큰 존재

　어떤 유명한 작가는 잡지에 연재할 때 글을 미리 몇 편이나 써 둔
대요. 마감 시간을 잘 지키는 것도 부러운데 쓸 이야기까지 많다
니……. 저는 제때 일을 끝내지 못하고 애를 먹곤 해요. 얼마 전에는
그런 일로 친구와 다퉜지 뭐예요. 여러분도 시간을 못 지켜서 우울
할 때 있죠? 그럴 때면 저는 이런 생각을 해요. 우주의 긴 시간 앞에
우리는 얼마나 작은 존재인가……. (뜬금없이 들리겠지만, 끝까지 들어 봐
요.)

　45억 살 먹은 지구에 현생 인류는 4만 년 전 쯤 등장했어요. 지금
의 나는 겨우 몇십 년을 살고 있고요. 비교하면 정말 티끌보다 작은
시간이죠. 그런데 그 짧은 시간 동안 인간이 지구에서 벌인 일은 상
상을 초월해요.

　우리는 '현생누대 신생대 제4기 홀로세'라는 지질 시대에 살고

있어요. 빙하기가 끝나고 인류 문명이 시작하고 발전한 시기지요. 이 시기 지구 환경은 급속도로 변합니다. 우선 대기 상태가 바뀌었어요. 사람이 북적거리면서 공기 중 이산화탄소의 농도가 높아졌어요.

이런 흐름은 특히 1610년 무렵부터 급격해졌는데, 이때 스페인의 아메리카 정복을 기점으로, 지금의 남미 지방 사람들이 엄청나게 희생당해요. 식민지 건설로 특정 작물이 많아지고 땅을 개간하면서 숲이 사라집니다. 그러다 산업 혁명기에 들어서면 지구 환경은 더욱 극적으로 변해요. 인구 증가와 환경 오염으로 생태계가 파괴됩니다. 그 영향이 어마어마해서 지금의 지질 시대를 '인류세'로 불러야 한다는 주장도 있어요.

영국의 한 잡지에서 인간을 가장 많이 살해하는 동물의 순위를 발표했는데, 2등이 사람이에요. 1등은 모기인데 한 해 75만 명을 살해하지요. 인간은 45만 명, 뱀이 5만 명이에요. 사람은 모기보다는 못해도 3등인 뱀에 비해서는 무려 아홉 배나 큰 피해자 수를 기록하고 있어요.

이런 관점에서 보면 내가 그동안 살아오면서 저지른 실수는 아주 사소해요. 그래서 전에는 우울할 때 이런 공상을 하면서 안심했어요. 나와 나의 행동이 세상에 영향을 미치지 않는다고 생각하면 마음이 편하니까요. 그런데 말이에요, 부작용이 있습니다. 그러다 보니 나라는 존재가 너무 보잘것없는 거예요. 그래서 생각을 바꾸었죠. 세상에 완벽한 존재는 없다. 실수를 한다고 해서, 작다고 해서 가치가 없는 것은 아니라고 말이에요. 실수투성이인 나는 작지만 소중한 존재이다!

그래서 요즘은 쓰레기를 버릴 때 분리수거를 잘하면 스스로 칭찬해요. 별것 아닌 일 같지만 학교 가는 길에 막 버려진 쓰레기를 보면 이게 얼마나 가치 있는 일인지 여러분도 잘 알 거예요.

학계에서는 몇십 년 전까지는 우울함은 어른만의 감정이라고 생각했어요. 하지만 영국에서 초등학생의 4퍼센트가 우울한 감정으로 고통받고 있다는 조사가 나왔어요. 한국에서도 대략 중학생의 35퍼센트, 고등학생의 43퍼센트가 1년 중 2주 내내 일상생활에 지장이 있을 정도로 슬프거나 절망을 느껴 본 적이 있다고 대답했고요. 여러분이나 저나 언제든 무슨 이유에서든 슬프거나 짜증이 날 수 있어요.

저는 지금도 실수를 합니다. 쓰레기를 쓰레기통에 버리지 못하거나, 숙제를 제때 못 내고 후회해요. 하지만 이제 보잘것없는 존재라고 생각하며 스스로 위로하지는 않아요. 그러면 어떻게 하느냐고요? 날짜에 맞춰 일을 끝내지 못했을 때 저는 이렇게 해요. 먼저 기다린 사람들에게 사과하고요. 다음에는 시간에 쫓기지 않도록 계획을 세우고 조금씩 꾸준히 하려고 노력해요. 그러다 보면 점점 나아지겠죠? 여러분도 분노와 짜증과 고통과 우울함이 찾아왔을 때, 도망가지 말고 우선 자기를 생각해 봐요. 그리고 주변의 가까운 사람에게 그런 자신을 솔직하게 말해 봐요.

10대와 통하는 건강 이야기

슬퍼해도
괜찮아

얼마 전 한 지역 아동 센터에서 봉사 활동을 마친 대학생 언니, 오빠(형, 누나)들이 눈물로 이별했다는 소식을 들었어요. 센터 친구들이 너무 슬퍼서 마음이 아팠나 봐요. 앞으로 작별 인사 시간을 없애야 하나 살짝 고민했다고 하더라고요. 그 이야기를 들은 저는 사실 깜짝 놀랐어요. 혹시 여러분이 슬픔을 나쁜 거로 생각하는 건 아닌가 하는 걱정이 되었거든요. 정말 슬픔은 안 좋은 걸까요? 여러분과 이야기해 보고 싶어요.

먼저 여러분에게 제가 읽은 이야기 하나를 들려줄게요. 슬픔을 원치 않은 소년에 관한 이야기예요. 소년은 더는 슬픔을 겪지 않기 위해 자기한테 슬픔을 가져올 만한 것들을 모두 없애기로 했어요. 그래서 언젠가 망가질 장난감, 영원히 살 수 없는 강아지, 떠날지도 모를 친구, 그리고…… 가족까지도요!

그러던 어느 날 문득 깨달았어요. 슬픔을 주는 것들이 사실은 행복하게 만드는 소중한 것들이라는 것을요. 슬픔은 행복과 같은 뿌리에서 나왔다는 걸 말이에요.

그러니까 그날의 작별이 많이 슬펐다면, 그건 지역 아동 센터 친구들이 대학생 언니, 오빠들과 아주 좋은 시간을 보냈다는 말이에요. 함께한 시간이 행복하지 않았던 사람이나 친하지 않은 친구와 헤어진다고 슬퍼하지는 않잖아요, 그렇지요? 그때 그 센터의 친구들과 형, 언니들이 함께 흘린 눈물은 '우리가 함께 보낸 시간이 참 좋았어. 기억할게.' 하는 마음의 표현이었던 거지요. 그래서 나와 헤어지기 싫어하는 사람을 보면 '이 사람이 나를 사랑하는구나.' 싶어서 슬픈 와중에 행복을 느끼기도 해요. 아마 그날 헤어진 형, 언니들도 많이 슬퍼해 준 친구들을 보면서 마음이 따뜻했을 거예요. 제 생각에는 그 형, 언니들이 그 친구들을 아주 오랫동안, 특별하게 기억할 것 같아요.

슬픔이 나쁜 게 아니라는 건 알겠는데, 그래도 앞으로 너무 슬픈 일이 있으면 어떻게 하냐고요? 그냥 슬퍼하면 되어요, 눈물이 나면 울고, 눈물도 말도 안 나올 만큼 슬프면 그냥 말없이 손만 꼭 잡고 있어도 되고요. 어쨌든 슬퍼하면서 좋은 기억을 잘 간직하고, 새로운 이들과 또 다른 행복을 만들어 가는 거지요. 혹시 눈물을 겁내는 어른들이 있다면 씩씩하게 말해 봐요. "슬퍼할 시간을 주세요. 그래야 우리가 행복한 시간을 기억할 수 있죠!" 하고 말이에요.

눈물의 효과

많은 학자들이 '눈물이 건강에 유익하다'고 주장해요. 눈물은 눈을 촉촉하게 해 주고 자극이 되는 물질을 막아 줄 뿐 아니라 병을 일으키는 미생물과 싸우는 항체를 포함하고 있어서 감염을 막아 줘요. 또 슬프거나 화가 났을 때, 스트레스 받을 때, 절망할 때, 혹은 기쁠 때 등 감정을 밖으로 드러내 마음을 씻어 주는 효과가 있죠.

특히 심한 스트레스를 억지로 참으면 피로나 통증이 생기고 심하면 병에 걸릴 수도 있어요. 감정이 격할 때 흘리는 눈물은 몸속 스트레스 호르몬을 줄여서 이런 문제를 막아 준다고 해요. 울고 나면 슬픔과 스트레스가 씻겨 나가면서 호흡이나 맥박이 안정되고 몸과 마음이 차분해지죠. 또 소중한 사람을 잃고 마음을 다쳤을 때 울음이 마음을 달래 주는 효과가 있어요. 오히려 참으면 우울증에 빠질 수 있대요. 그래서 관련 전문가들은 눈물을 흘리는 것이 강하고 용기 있는 행동이라고, 우는 것을 겁내지 말라고 해요.

이것 말고도 우리가 경험할 수 있는 눈물의 효과는 더 있어요. 함께 울거나, 내가 울 때 위로해 준 사람과 사이가 좋아집니다. 그러니 우리도 슬프거나 속상할 때, 많이 화가 날 때, 눈물 흘리는 걸 겁내지 말고 속마음을 밖으로 표현하는 게 어떨까요?

눈물에는 세 종류가 있는데요. 모두 건강에 유익하다고 해요.

첫 번째는 평소에 눈 안에서 계속 흐르는 눈물인데, 눈물샘에서 나와 눈 안을 촉촉하게 만든 후 콧속으로 흘러가요. 여기에는 아이소자임이라는 물질이 들어 있는데 박테리아가 잘 자라지 못하게 하는 기능이 있대요. 그래서 몸을 감염으로부터 보호해 준답니다.

둘째는 반사 작용으로 흐르는 눈물인데, 담배 연기나 배기가스 같은 해로운 분자들을 씻어 내서 눈을 보호해요. 눈에 먼지나 티끌 같은 게 들어갔을 때 나오는 눈물도 마찬가지예요.

셋째가 스트레스, 슬픔, 절망, 분노 등 감정이 격해져 흘리는 눈물인데요. 특히 건강에 좋다고 해요. 스트레스를 받을 때 생기는 호르몬과 독소가 눈물로 빠져나오고, 통증을 줄여주고 기분을 좋게 하는 호르몬이 몸에서 많이 만들어지도록 한답니다.

그런데 '모든 눈물이 다 이롭지는 않다'는 주장도 있으니 참고하는 게 좋겠어요. 예를 들면, 다른 사람의 지지를 받을 때는 눈물을 흘리는 게 기분을 좋게 하지만, 부끄럽거나 당황할 때 우는 건 그렇지 않을 수도 있다고 해요. 아마 여러분도 경험해 본 적 있겠죠. 내가 울고 있을 때 누군가 위로해 주면 기분이 나아지지만, 당황해서 눈물을 보이면 더 속상하잖아요.

5 '혼자만의 시간'을 위한 조언

최근 들어 자꾸 방문을 닫아걸고 혼자 있는 시간이 많아졌나요?

저는 여러분과 같은 나이 때 혼자 멍하니 딴생각에 빠져 있다가 야단을 맞는 적이 종종 있어요. 어른들 말씀을 듣지 못하거나 심부름을 잊었을 때, 위험한 상황을 알아채지 못했을 때는 야단맞아도 괜찮았지만 그게 아닐 때도 있었어요. 혼자서 생각에 빠져 있고 싶을 때가 많았죠. 하지만 혼자 있고 싶다고 하면 사람들이 이상하게 볼까 봐 그러지 못했어요. 원하지 않을 때도 억지로 밝게 지내는 척하려고 노력했지요.

어른이 된 지금은 '혼자 있는 게 뭐가 어때서?'라고 생각해요. 여전히 혼자 묵묵히 걷거나 멍하니 생각에 빠져 있는 걸 좋아하고, 그런 습관이 내 마음의 힘을 키워 주었다고 믿어요. 혼자 있는 걸 좋아한다고 해서 외롭거나 따돌림당했다고 생각하지 않아요. 저는 어릴 때부터 '라디오'란 별명을 얻을 만큼 수다쟁이에다가, 친구들과 떼지어 동네 골목을 휘젓고 다니며 요란하게 노는 말괄량이였어요. 그래도 심심할 때가 많았어요. 혼자 마음을 달래야 하는 속상한 일들도 계속 생겼고요.

그럴 때는 혼자 언덕 잔디밭에 앉아 마을과 들을 내려다보거나 하늘에 떠 있는 구름을 보면서 상상했어요. 비 오는 날이면 마루 끝에 앉아 상상 속에서 마당에 생긴 물길을 따라 도랑을 지나 시냇물, 강물로 마침내 바다에 이르는 모험도 하고, 마당에 나온 두꺼비를 따라 이상한 나라로 떠나 보기도 했어요. 그러면 마을에 내리는 뒷산 그림자가 가벼운 이불처럼 내 어깨를 감싸고, 빗소리가 등을 토닥토닥 두드리지요. 상상 속에서 마음이 부풀어 올라 눈앞의 실제 세상도 환하게 밝아지곤 했어요. 그렇게 구름과 산 그림자·빗물·바람을 따라 흘러가다 보면 어느새 나쁜 마음들은 모두 흩어져 없어지고 몸도 마음도 나른하게 편안해졌지요.

혼자 가만히 있으면 내 몸에 닿는 바람, 잔디가 등을 찌르는 느낌, 굴뚝에서 피어오르는 연기 냄새, 시시각각 달라지는 들판의 빛깔이 느껴져요. 내 몸의 느낌에 집중하니 달리기나 고된 등산, 때로는 밭매기나 설거지처럼 지루한 일이 재미있게 느껴져요. 이렇게 생각과 느낌에 집중하다 보면 내 몸과 마음이 진짜로 좋아하는 것이 무엇인지도 보여요. 이런 걸 '자신과의 대화'라고 하나 봐요.

그뿐 아니에요. 혼자 조용히 있으면, 날 서운하게 만든 친구의 사정이나 내 이야기를 들어 줄 틈이 없는 부모님의 마음같이, 잘 보이지 않던 다른 사람의 마음도 잘 보여요. 그래서 저는 혼자 있는 시간을 잘 보내면 다른 사람들의 마음을 읽는 능력이 커져서 사람들과 더 잘 어울릴 수 있게 될 거라고 믿어요. 부끄러워 말고 당당하게 혼자 있는 시간을 즐기길 바라요. 혼자 있는 걸 두려워하지 않는 사람이 진정 용기 있는 사람이라고 믿는 제가 힘껏 응원할게요.

그런데 '혼자 놀기'에도 준비가 필요해요. 혼자만의 시간은 문을 닫아걸고 게임을 하거나 혼자 텔레비전을 보는 것과는 다르거든요. 가장 먼저 생각을 방해하는 휴대 전화나 텔레비전은 꺼 두는 게 좋겠어요. 그래야 집중해서 내 마음속을 살펴볼 수 있거든요. 가만히 앉아서 해야 하는 건 아니에요. 몸을 움직이면 스트레스를 줄여 주는 호르몬이 생겨서 기분도 좋아진대요. 걸으면서 툭툭 나쁜 기억을 차 버리는 모습 어때요? 철봉에 거꾸로 매달려서 팽팽한 내 몸의 근육을 느끼며 안 좋은 생각도 쏟아 버리는 상상은요?

그리고 혼자 놀기의 진수는 무엇보다 재미있는 상상력인데요, 이건 좀 도움이 필요한 것 같아요. 저는 책에서 여러 가지 기발한 아이디어를 얻고, 내가 얻은 지혜는 글로 써 두는 걸 추천해요. 혼자 생각하기가 점점 재미있어지고 10년, 20년 뒤 어른이 되어 읽으면 '내가 이렇게 대단한 생각을 했나!' 감탄하게 될 거예요.

6

멋진 외모 따라 하기는
이제 그만!

혹시 살을 빼려고 굶은 적 있나요? 텔레비전에 나오는 연예인의 얼굴이나 몸보다 내가 예쁘지 않게 느껴져서 위축된 적은요? 한국은 외모를 지나치게 중요하게 생각하는 사회라 이런 경험을 한 친구가 꽤 많을 거 같아서 걱정이에요.

키와 몸무게로 비만도를 측정하는 걸 체질량 지수(BMI, Body Mass Index)라고 해요. 그런데 의학적으로 체질량 지수가 낮은 저체중임에도 뚱뚱하다고 여기는 사람이 많아요. '예쁜 몸'을 기준으로 삼고, 거기에 미치지 못하면 스스로 아름답지 않다고 여기는 거지요. 이거 당연한 걸까요?

우리는 왜, 언제부터 이런 생각을 하게 되었을까요?

1950년대부터 지금까지, 많은 학자가 '사람들이 몸을 대하는 방식'을 연구해 왔어요. 이들에 의하면, 우리의 몸에 관한 생각·태도·

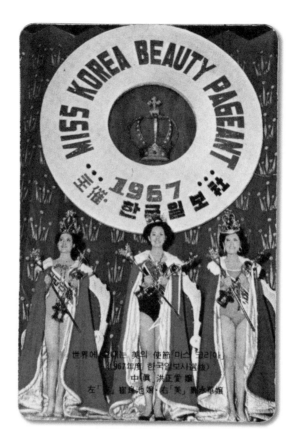

미스코리아 선발 대회 선발자 사진이 인쇄된 전단지(1967년). 미스코리아 선발 대회는 여성 몸을 눈요기 감으로 전락시키고 외모 지상주의를 부추긴다는 비판을 받고 있다. ©국립민 속박물관

행동은 원래부터 그런 게 아니라, 사회적으로 만들어진 거래요. 사회적·문화적으로 '몸은 이런 거야!'라는 생각이 만들어지면, 사람들은 '아~ 몸은 이런 거구나.' 하고 여긴다는 거예요. 한국 사회가 '여성의 몸'을 대하는 모습이 대표적이에요. 특정한 키와 체중을 내놓고, 여자는 이래야 한다는 식으로 평가하고 간섭하잖아요.

보통 '바람직한 몸매'라고 하는, 군살 없이 날씬한 몸을 유지하려면 돈이 필요해요. 화장품·패션·운동·다이어트·성형……. 광고나 방송 프로그램에 나오는 연예인의 몸을 본 사람들은 그들처럼 되고 싶어해요. 그들이 선전하는 화장품, 옷, 다이어트 상품 등을 소비하면서 말이에요. 이제는 사람의 몸 자체가 상품처럼 사고파는 세상이 되었어요. 이런 흐름은 계속될 거예요. 관련 산업에서 끊임없이 '예쁘고 멋진 외모는 좋아. 뒤떨어지지 않으려면 너도 따라 해'라는 메시지를 퍼트릴 거니까요.

미국의 사진작가 할리 모리스-카피에로(Haley Morris-Cafiero)는 지나가는 사람들이 뚱뚱한 자신을 쳐다보는 장면을 사진으로 찍어요. 길에 사진기를 설치하고, 편견과 혐오의 시선을 카메라로 담지요. 그녀는 본인에게 문제가 있는 게 아니라, 뚱뚱하다는 이유로 보내는 시선과 조롱 섞인 행동을 한 그들이 무례하고 잘못된 거라는 걸 잘 알고 있어요. 그래서 사람들이 소위 '예쁘고 옳은 기준'과 다른 몸을 가진 사람에게 얼마나 폭력적인 시선을 보내고 행동하는지를 예술

로써 표현하는 거 같아요.

　세상에는 정말 다양한 몸을 가진 사람들이 살고 있어요. 체형도 다르고, 키도 다르고 피부색도 모두 달라요. 몸은 각각 그 자체로 아름답고 소중한 거지, 더 아름답고 덜 아름답다고 할 만한 기준은 없어요.

7 있는 그대로의 내가 좋아

새해를 맞이하면 각자 이루고 싶은 목표가 생겨요. 살 빼는 게 목표인 친구도 있을 거예요. 저는 어릴 때부터 새해 계획에 다이어트가 빠진 적이 없었어요. 그런데 '왜 살을 빼야 할까? 어떻게 빼는 게 좋을까?'를 생각해 본 적 있어요? 잘못된 방법과 이유로 다이어트를 하면 마음의 병이 생길 수도 있거든요. 그런 마음의 병을 섭식 장애라고 해요.

섭식 장애는 정신 장애 행동 증후군 중 하나예요. 체중이 느는 것에 대한 두려움 때문에 아주 적은 양의 음식을 먹거나, 일정한 시간 동안 매우 많은 양의 음식을 먹고 죄책감을 느끼는 거지요. 섭식 장애가 있는 사람은 대개 자신의 외모에 만족하지 못해요. 아무리 말랐더라도 자신이 뚱뚱하다고 생각해요. 건강이 위험할 정도로 비만이라면 다이어트를 하는 게 좋아요. 아주 적은 양이나 한 가지 음식만 먹는 게 아니라, 건강한 음식을 적절히 먹으며 운동을 하는 방식으로 말이에요.

섭식 장애를 가진 사람의 행동은 조금씩 다르지만, 원인은 비슷해요. 자신이 뚱뚱하다고 생각하고 다이어트를 계속하지요. 안 좋은 일이 생기면, 뚱뚱하고 예쁘지 않기 때문이라 생각할 정도로 외모에 신경을 쓰고 쉽게 스트레스를 받아요. 친구와 다퉈도 내 모습 때문에 일어난 일이라고 생각하거나, 지금보다 키가 크고 날씬한 나를 상상하느라 다른 일에 재미를 잃고 귀찮아하기도 해요. 혹시 내 얘기 같다고 고개를 끄덕였나요? 이 상황에서 벗어났으면 좋겠다고 생각하나요? 그렇다면, 저와 같이 세 가지를 해 보면 좋겠어요. 도움이 될지도 몰라요.

우선, 나를 있는 그대로 사랑하기예요. 큰 거울 앞에 서서 나를 잘 들여다봐요. 머리·손·다리·배·얼굴·엉덩이 그리고 마음까지 꼼꼼히. 내 몸 구석구석, 하나하나가 얼마나 소중하고 아름다운지 느껴 보는 거예요. 그리고 거울 속 나에게 한번 말해 봅니다. "와! 너 진짜 멋지다. 특히 건강한 머릿결과 웃는 얼굴이 최고야." 좀 쑥스럽다고요? 괜찮아요. 아무도 없는데요, 뭘! 두 번째는 주변 사람에게 하루에 한 가지씩 칭찬을 하는 거예요. "엄마, 오늘 코트가 정말 잘 어울려요.", "친구야. 머리 자르니까 시원해 보여." 이것도 쑥스럽다고? 칭찬을 듣고 기뻐할 모습을 상상해 봐요. 혹시 모르잖아요. 여러분의 칭찬 한마디가 가족과 친구의 마음의 병을 낫게 하는 데 큰 도움이 될 수도 있어요.

마지막으로 외모에 상관없이 한 명, 한 명 존중하고 사랑받는 사회가 되도록 함께 노력하기! 프랑스 배우이자 유명한 모델이었던 이사벨 카로는 2010년 28세의 나이에 거식증으로 사망합니다. 모델 일을 하면서 섭식 장애가 시작됐다고 해요. 그녀는 죽기 전까지 다이어트의 부작용인 섭식 장애의 위험성을 알리는 광고를 했어요. 모델로서 쉽지 않은 결정이었지만, 마른 체형이 아름답다고 부추기는 미디어와 사회에 경고의 메시지를 주기로 결심했던 거지요. 그의 노력으로 모델의 몸 기준에도 변화가 시작됐어요.

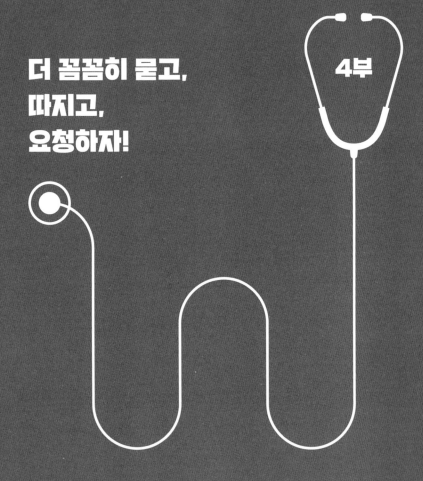

더 꼼꼼히 묻고,
따지고,
요청하자!

4부

1

병원은
어떤 장소여야 할까?

　어떤 병원에 수업이 있어서 간 적이 있어요. 어린이 병원이었는데 큰 교실도 여러 개 있었어요. 쉬는 시간에 병원 1층 현관에 있는 빵집에 들르게 되었지요. 딸기 스무디도 팔고, 이름도 예쁜 빵들이 먹음직하게 진열된 큰 빵집이었어요. 맞아요. TV에서 예쁜 언니, 오빠가 선전하는 그 큰 빵집. 진열된 빵들을 한참 들여다보고 있는데, 어린이 환자 한 명이 눈에 들어왔어요. 그 친구는 자기보다 훨씬 큰 환자복을 접어 입고, 수액병(링거)이 매달린 봉을 끌고 있었어요. 그런데 그 친구가 단팥빵 하나를 몰래 집어 들고 사라지는 거예요. 순간 고민했어요. 훔치는 건 나쁜 거잖아요. 얼마나 먹고 싶었으면 그랬을까 싶기도 했어요. 그런데 나를 괴롭힌 것은 그런 생각만이 아니었어요. 그 친구가 그 빵을 먹어서 검사 결과가 나쁘게 나오면 어쩌나, 혹시라도 치료 때문에 빵을 먹으면 안 되는 건 아닐까 하는 걱정이 들었어요.

여러분은 병원에 가본 적이 있나요? 작은 동네 병원도 있고, 매우 큰 병원도 있지요. 큰 병원 1층에는 찻집과 편의점이 꼭 있잖아요. 식당과 마트도 있고요. 그런 편의 시설이 있으면 병원이 더 좋아 보일 수도 있어요. 비좁은 대기실이 아닌 커피를 마시며 기다릴 수 있고 식사도 입맛대로 할 수 있으니까요. 그래서인지 병원에서는 이를 '환자 편의 시설'이라고 해요. 그런데 만약 그런 장소가 환자를 더 아프게 한다면 그렇게 부를 수 있을까요?

어떤 병원에는 패스트푸드 가게가 있고, 또 어떤 병원 매점에서는 담배를 팔아요. 이상하지 않나요? 한쪽에서는 병을 고치고 다른 한쪽에서는 건강을 해치는 상품을 팔잖아요.

물론 편의 시설은 꼭 필요합니다. 아픈 사람과 돌보는 사람, 병원에서 일하거나 방문한 사람이 쉬거나 이야기를 할 수 있는 장소 말이에요. 하지만 거기에서 꼭 상품을 사고팔아야만 할까요? 혹시 환자의 편의가 아닌 다른 목적이 있지는 않을까요?

아니나 다를까 큰 병원에서 '환자 편의 시설'이 커지고 있다고 해요. 공간을 활용해서 돈을 버는 것이 좋겠다고 생각할 수도 있겠지요. 근사하게 차려진 찻집이나 빵집이 있으면 병원이 좋아 보일 수도 있어요. 저도 편리하고 깔끔한 병원이 좋아요. 하지만 주객이 전도되면 안 되잖아요. 병원은 아픈 사람들을 돌보는 곳입니다.

외국의 어떤 큰 마트 사장님이 마트 안에 산부인과와 장례식장을 갖추겠다고 했대요. 사람이 태어나고 죽는 일 모두를 마트 안에서 해결하게 하겠다는 얘기예요. '요람에서 무덤까지' 모든 필요한 상품을 간편하게 이용할 수 있다면 좋을 수도 있겠네요.

하지만! 환자를 돌보고 병을 치료하는 일이 마트에서 상품 고르듯이 거래되는 게 과연 좋은 것일까요? 우리는 돈을 내고 치료를 '사는' 것에 너무나 익숙해져 있어요. 의사 선생님의 시간을 '사고', 처방전을 '사고', 약사 선생님에게 가서 약을 '사고', 병원 의사 선생님은 시간을 '팔고', 처방전을 '팔고'…….

건강은 다른 상품과 다릅니다. 물건 취급하듯이 해서는 안 돼요. 사람의 목숨이 달렸기 때문입니다. 사람은 누구나 병원에 가요. 내가 아파서일 수도 있고, 다른 사람이 아파서일 수도 있지요. 건강한 사람도 언제 사고로 병원 신세를 질지 몰라요. 그래서 병원은 왠지 무섭고 가기 싫지만 꼭 찾게 되는 장소인 것 같아요.

여러분은 그런 병원이 어떤 곳이었으면 좋겠어요? 적어도 병원 본연의 목적을 저버리지 않는 그런 곳이어야 하지 않을까요?

이제 병원에 가면 아픈 사람이나 돌보는 사람을 위한 곳인지 그런 것과 관계가 없는 시설로 돈을 버는 게 목적인지 주의 깊게 살펴보도록 해요. 그러면서 아픈 사람과 돌보는 사람이 모두 행복한 병원이 되려면 어떻게 해야 할지도 생각해 보자고요.

환자가 주인인 병원을 소개합니다.

서울시 은평구에 어떤 병원이 있어요. '살림 의원과 치과'라는 이 병원에는 처음 들어가 보면 의사도 있고 간호사도 있어서 환자들로 붐벼요. 여기까지는 여느 병원과 다르지 않아요. 그런데 조금 둘러보면 '조합원 공간'이라는 회의실에서 사람들이 수군수군 회의를 하고 있고요, 태권도 도장처럼 생긴 '다짐'이라는 운동 공간에서는 아프기는 커녕 건강해 보이는 사람들이 단체로 기합을 넣으며 운동을 하고 있을 걸 볼 수 있을 거예요

2009년 뜻이 맞는 사람들이 모여서 궁리를 시작한 '살림 의료 협동조합'은 2012년 창립총회를 개최한 다음 그해 9월 8일 '살림의원'을 열었어요. 2019년 현재 은평구에 뿌리를 두고 2994명의 조합원과 함께 '살림'을 꾸려 가고 있어요.

의사 수와 규모를 자랑하는 병원과 달리 '살림'은 함께 가는 2994명의 조합원이 자랑이에요. 의료 협동조합이란 것이 지역 사회에 살아가고 있는 사람들이 의료인과 함께 모두의 건강, 의료, 생활에 관련한 문제를 해결하기 위해 만들고 운영하는 주민 자치 조직이기 때문이지요

그래서 '살림'은 아플 때 치료를 하는 기본적인 병원 기능 외에도 미리미리 질병을 막고 더 건강해지기 위해서 사람들 각자의 생활습관,

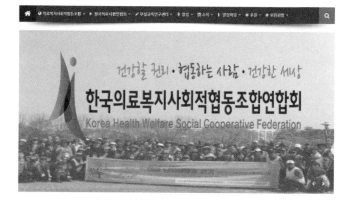

한국 의료복지 사회적 협동조합 연합회 홈페이지.

지역의 여건, 보건 복지 사업에도 관심을 가지고 있어요. 서로 더 좋은 주민으로 우리가 좋은 사람이 되기 위한 믿음과 협동도 중요한 가치로 생각하고 있지요.

이런 취지를 함께 하는 전국의 의료 협동조합 20개가 모여서 '한국 의료복지 사회적 협동조합 연합회'를 구성하고 있어요. 여러분의 동네에도 이런 의료 협동조합이 있는지 한번 찾아 보는 것은 어때요?

2

바이러스 감염병을
예방하는 기침 예절

10년 전, 미국의 어떤 학교를 방문한 적이 있었어요. 난생처음 가보는 외국이라 여기저기 쏘다녔지요. 꽤 경비가 철저한 곳이었는데, 별 제지를 당하지 않은 것을 보면, 신이 나서 웃고 다니는 나를 현지인으로 착각한 게 아닌가 싶어요. 하나도 놓치지 않으려고 교실이며 실험실 바깥벽에 붙은 광고판도 꼼꼼히 살펴보는데, 자꾸 눈에 거슬리는 게 있어요. 현상수배 전단처럼 사람 상반신이 그려진 종잇장이 복도, 문, 엘리베이터 곳곳에 붙어 있었습니다. 자세히 보니 흑백 만화였어요. 옷소매로 얼굴을 가리고 있어서 처음에는 눈물을 훔치는 장면이라고 생각했지요. 그런데 'COUGH'라는 단어가 눈에 띄어요. 차근히 내용을 읽어 보니 기침하는 법을 알려 주는 광고였어요.

병균이 옮기는 병을 '감염병'이라고 해요. 병을 일으키는 '균'은 생충, 박테리아, 바이러스, 곰팡이 등 다양해요. 다른 질병에 비해 원인

10대와 통하는 건강 이야기

이 뚜렷하다는 것이 감염병의 특징입니다. 예를 들어 암 같은 병은 원인이 한두 개가 아니에요. 원인을 모르는 병도 수두룩합니다. 물론 감염병도 정확하게 어디에서 시작했는지 알기는 어려워요. 감염원이 사람일 수도 있고, 애완동물일 수도 있고, 상한 우유일 수도 있고, 동네 약수터 물일 수도 있어요. 그러나 원인균이 내 몸에 침입해서 병이 났다는 사실은 분명합니다. 감염병의 또 다른 특징은, 바로 병이 옮는 거예요. 그래서 감염병의 다른 이름은 '전염병'이기도 하지요.

제가 어릴 때는, 눈에 다래끼가 나면 속눈썹을 뽑아서 길 위의 돌에다 괴어 두었어요. 다른 사람이 그곳을 지나가면 내 다래끼도 가져간다고 믿었거든요. 그런데 정말로 내 다래끼가 낫고, 내가 좋아하던 친구가 안대를 하고 학교에 왔을 때, 무척 괴로웠어요. 어차피 사흘이면 나았을 텐데 '다래끼의 저주'를 내 선에서 끝냈어야 했다는 죄책감이 들었어요. 속눈썹으로 오염된 돌을 지나간다고 다래끼가 옮지 않는다는 것은 나중에야 알게 되었지만 말이에요.

감염병은 옮겨 다니는 특징이 있기 때문에 중간에 옮기는 사람이 없으면 더 퍼질 수가 없어요. 즉, 예방 조치를 하면 확산을 막을 수 있습니다. 예방 접종도 좋은 방법이에요. 그러면 내가 울타리가 되어 다른 사람이 병에 걸리지 않게 돕는 것이기도 해요.

쉽게 실천할 수 있는 감염 예방 활동으로는 손 씻기가 있어요. 이미 부모님으로부터 매일 잔소리를 듣고 있겠지만, 한번 정색하고 실천해 봐요. 흐르는 물에 손을 적시고, 비누로 손톱 밑, 손가락 사이 등 꼼꼼하게 30초 이상 손을 문지른 후 흐르는 물에 손을 헹구지요. 비누를 안 쓸 수도 있지만, 쓰면 좀 더 위생적이라고 해요. 또 비누를 쓰게 되면 좀 더 꼼꼼하게 손을 문지르게 된대요. 손을 씻고 나서 잘 말리는 것도 잊지 마세요. 균은 젖은 손을 좋아하거든요.

또 한 가지는 바로 이웃을 생각하는 기침법이에요. 손으로 입을 가리고 기침을 하면 손에 균이 옮겨 갈 수 있어요. 우리 몸에서 바쁘기로 둘째가라면 서러운 손이다 보니 고생도 많고 더럽기도 하지요. 내가 만지는 모든 것에 균을 옮길 수 있어요. 손으로 막고 나서 잽싸게 손을 씻는 것도 한 방법일 수 있겠지요. 하지만 매번 그러기는 귀찮잖아요. 그러니 기침이 나면 손 대신 팔뚝으로 가리세요. 쉽지요? 이렇게 하면 이웃에 피해를 주지 않아요. 이것이 바로 전 세계적으로 유행하는 이웃 사랑 기침법이랍니다.

자, 이제부터 여러분 모두 세련되게 기침하는 법을 익혀 봐요. 저처럼 '다래끼의 저주' 같은 죄책감에 시달리지 말자고요.

기침이 어떻게 병을 옮길까?

사람이 기침이나 재채기를 하면 큰 침방울(비말)은 2미터 거리까지 튈 수 있어요. 작은 침방울이나 침방울의 핵(비말 핵)은 가벼워서 안개처럼 공기를 타고 둥둥 떠다닐 수 있어요. 가까이 있다가 큰 침방울과 접촉해서 병이 옮는다면 '직접 전파', 작은 침방울과 함께 떠다니던 균이 우리 몸에 들어와 병이 옮는다면 공기를 매개로 한 '간접 전파'라고 할 수 있어요.

에볼라라는 전염병은 직접 전파만 가능하고 공기 매개 감염은 되지 않는다고 알려졌어요. 그러니 이론적으로 볼 때 환자와 2미터 넘는 거리를 유지하면 감염되지 않겠지요.

올바른 손 씻기 방법

손을 잘 씻으면 나는 물론 다른 사람도 질병에 걸리게 하지 않는데 도움이 돼요. 손을 구석구석, 30초 이상 흐르는 물에 충분히 씻어 주어요. 다 씻은 후 수도꼭지에 손을 안 대면 더 좋아요. 요즘은 자동 센서가 부착된 수도꼭지도 많이 볼 수 있지만, 꼭 손으로 잠가야 한다면 휴지를 이용하는 것도 방법이에요

3 우리 안전을 지켜 주세요
─골목 사고 예방하기

긴 겨울이 가고 꽃 피고 초록으로 물드는 봄이 오면, 밖으로 나가고 싶지 않나요? 봄은 맘껏 뛰어놀기에 딱 좋은 계절이니까요. 저는 어릴 때 운동을 싫어했어요. 잘 못 하기도 했고 놀다 다칠까 봐 무서웠지요. 그래도 친구들이랑 술래잡기하며 재밌게 놀던 기억이 나요. 그때는 멀리 안 가고 동네에서 노는 아이들이 많았어요. 학교 앞이나 동네 골목길에 차가 거의 없었거든요. 시멘트 바닥에 금을 긋고 '비사치기'나 '무궁화 꽃이 피었습니다' 놀이를 하곤 했지요.

그런데 언제부턴가 동네에서 노는 아이들을 보기가 힘들어요. 차도 많고 위험한 곳도 많아서 놀다가 사고라도 나면 어쩌나 걱정도 되고요. 그래서일까요? 어른들은 늘 "조심해, 가만히 있어"라고 말하고, 자칫 다치기라도 하면 "왜 조심하지 않았니?" 하며 야단을 쳐요.

10대와 통하는 건강 이야기

한 사람의 어른으로서 여러분에게 무척 미안한 마음이에요. 왜냐하면, 다른 나라에 비해 한국의 어린이 안전사고가 많으니까요. 인구수나 경제 수준이 비슷한 스페인과 비교했을 때 한국 어린이·청소년 사망 사고가 두 배나 더 많아요. 그리고 교통사고로 인한 어린이 사망자 중 3분의 2는 길을 걷다가, 혹은 길에서 놀다가 사고를 당한다고 합니다.

어린이 보호 구역(스쿨존)에서 생기는 교통사고도 점점 늘고 있습니다. 어린이가 안전하게 다니도록 지정한 곳에서조차 사고가 늘고 있다니 화가 나요.

그렇다면 모든 지역에서 이런 사고가 똑같은 확률로 일어날까요? 그렇지 않다는 연구들이 최근 발표되고 있어요. 도시보다는 농촌이, 잘사는 동네보다는 가난한 동네가 사고가 더 많이 납니다. 왜 그럴까요? 아마도 어른들의 보호 없이 지내는 시간이 많고, 주거 환경이 좋지 않기 때문일 거예요. 차가 다니는 길가에 살면서 문만 열면 바로 도로인 집에 산다면 더 사고가 잘 나겠지요.

농촌은 도시만큼 차가 많지 않지만 교통안전 시설이 부족합니다. 건널목에 신호등이 없거나 가로등이 부족해 밤길이 어두운 경우가 많습니다. 농촌은 산과 들, 강이 가까워서 맘껏 놀기 좋긴 한데 가까이에서 어른들이 지켜보지 않으면 위급한 상황에서 도움을 받을 수가 없어요. 그래서 사고가 났을 때 응급처치를 제때 받지 못하는 경우가 도시보다 더 많아요.

어린이·청소년이 사고를 당하는 것은 그만큼 위험한 환경을 만든 어른들의 책임이 큽니다. 여러분 잘못이 아니에요. 항상 조심하라는 어른들 말을 잘 듣는 것도 중요하지만, 여러분이 적극적으로 요구할 수도 있어요. 어른들이 발견하지 못하거나 생각하지 못한 위험을 여러분이 찾아서 "우리의 안전을 지켜 주세요." 하는 거지요. 통학로나 동네의 크고 작은 위험 요소들을 찾아서 어른들에게 말해 보는 건 어떨까요? 직접 주변의 안전을 살피다 보면 스스로 위험을 피할 수 있는 감각을 키울 수 있습니다.

담배, 해롭다면서
왜 파나요?

저는 어릴 적에 할머니와 한방을 썼어요. 아침에 눈을 뜨면 할머니가 방에서 담배를 피우시는 모습이 보였지요. 그 시절에는 집 안은 물론이고, 시내버스나 고속버스에서도 담배를 피웠어요. 기차는 금연 칸을 제외한 나머지는 모두 흡연석이었지요! 할머니와 아버지에게 담배를 사다 드리는 심부름도 참 많이 했어요. 동네 담배 가게 아주머니는 어린 저에게 아무렇지도 않게 담배를 파셨거든요. 학교에 가면, 선생님들도 담배를 피우셨어요. 복도에서 창밖을 바라보며 담배를 피우시던 남자 선생님 모습이 아직도 생각나요. 당연히, 학교 수업 시간에 흡연 예방 교육 같은 것은 받아 본 적도 없지요. 40년 전이니까 여러분에겐 믿을 수 없는 이야기로 들릴지 모르겠어요.

요즘은 학교에서 흡연 예방 활동을 많이 하죠? 보건 수업 시간에 듣는 흡연 예방 교육 말고도 포스터 그리기 대회라든지, 금연 캠프

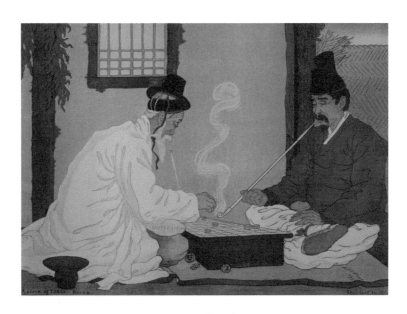

한옥 대청마루에서 곰방대를 물고 장기를 두는 두 노인(1921년).
엘리자베스 키스(Elizabeth Keith, 1887~1956)가 제작한 동판화. ⓒ국립민속박물관

10대와 통하는 건강 이야기

라든지, 금연 노래, 금연 연극, 홍보 부스 체험 등등 다양한 경험을 했을 것 같아요. 정부가 담뱃값 인상으로 늘어난 세금 수입의 일정 액을 학교 흡연 예방 사업에 쓰도록 결정했기 때문이에요. 여러분은 그 어느 때보다도 흡연이 얼마나 건강에 해로운지를 많이 듣고 보고 느꼈을 것 같아요. '나는 앞으로 결코 흡연을 하지 않겠습니다'라는 선서를 하지 않았나요? 가족 중에 담배를 피우는 사람이 있어서 걱정일 수도 있겠고요. 아니면, 호기심으로 담배를 피웠다가 금연 캠프에 불려 간 친구 때문에 놀랐을 수도 있겠지요.

그런데 담배가 그렇게 해로운 물질이라면 아예 못 만들게 하고, 팔지 못하도록 막을 수는 없을까요? 청소년에게 담배를 파는 것은 법적으로 금지되어 있는데 학교 앞 편의점에선 어떻게 중학생에게 담배를 팔까요? 왜 아직도 담배를 피우는 어른이 많을까요? 어릴 때부터 담배를 피우는 친구들은 왜 그럴까요? 혹시, 이런 의문을 가졌던 적이 있다면 친구들끼리 열심히 토론해 보면 좋겠어요. 보건 선생님이나 어른들에게 직접 질문해도 좋고요.

위험하니 조심하라거나 해로우니 하지 말라는 말만으로는 부족하다고 생각해요. 결국은 실천의 문제거든요. 스스로 질문하다 보면 과학적 지식을 얻게 되고 이를 토대로 더 나은 선택을 할 수 있습니다.

혹시, 흡연 예방 수업에서 친구가 담배를 권유했을 때 거절하는 방법을 배웠나요? 단호하게 거절하거나 그 자리를 피하기, 다른 아이디어를 내거나 아니면 충고를 하는 것 등이 가능해요. 상황에 따라 적절하게 선택할 수 있고요. 호기심 많고 위험을 즐기는 성향이라면 친구들에게 먼저 담배를 피워 보자고 할 수 있어요. 지켜보는 어른이 없는 상태에서 '한번 피워 볼까?' 하는 마음이 불쑥 생길 수도 있고요. 무엇보다도 나 스스로 유혹과 충동에서 벗어날 수 있어야 합니다.

여러분의 힘이 충분히 커질 수 있도록 어른들의 협력이 필요하겠지요. 청소년들이 담배로부터 안전한 환경에서 자랄 수 있도록 만드는 것은 어른들의 책임이니까요.

10대와 통하는 건강 이야기

담배에 중독되는 이유

담배의 중독성은 니코틴에 의해 형성돼요. 니코틴이 체내에 흡수되어 보상 회로를 자극하면 도파민을 분비시키는데, 이때 흡연자는 순간적으로 집중력이 향상되거나 쾌락을 느낍니다. 중독 물질에 의한 도파민 분비가 자연적 보상에 의한 경우보다 훨씬 더 자극적인 쾌락을 주기 때문에 중독에 빠지면 일상생활에서 얻는 소박한 행복이나 성취감에는 무관심해지고 쾌락을 얻기 위한 반복적인 중독 행위를 하게 되지요.

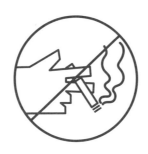

5

건강을 위협하는
집 안 유해 물질

여러분은 하루에 몇 번 정도 집안과 교실 창문을 열어 환기를 해요? 아! 봄에는 황사 때문에, 여름에는 냉방을 하느라, 겨울에는 추운 바깥 공기를 차단하기 위해, 그리고 시도 때도 없이 발생하는 미세 먼지 발생 경보에 도무지 창문을 열 기회가 없다고요? 그렇지만 이따금 집 안의 탁한 공기를 맑은 공기로 바꾸어 주지 않으면 여러분의 건강을 상하게 할 수도 있어요.

흔히들 나쁜 공기는 바깥 활동을 할 때만 조심하면 된다고 생각하지요? 그런데 생각해 봐요. 하루 중에 순전히 바깥에만 있는 시간이 얼마나 되겠어요? 집이나 학교, 학원 같은 실내에서 보내는 시간이 하루의 절반 이상을 차지할걸요. 여러분이 많은 시간을 보내는 곳의 공기가 깨끗하면 좋겠지요? 그런데 봄에는 황사와 미세 먼지 때문에, 여름과 겨울에는 냉난방을 이유로 환기를 하지 않고 지내기 쉬

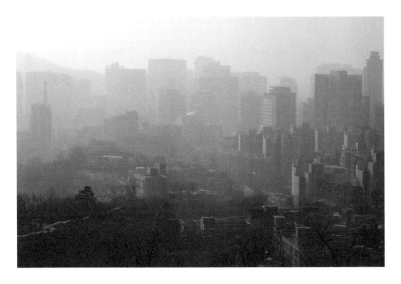

미세 먼지 농도가 나쁨 수준을 보인 서울 도심. (2020년 3월 18일) ⓒ연합뉴스

워요. 그래서 실내 공기가 바깥 공기보다 더 탁할 수 있지요. 집이나 교실 안에 자동차가 돌아다니는 것도 아닌데, 실내 공기가 어떻게 더 나쁠 수가 있느냐고요? 그렇다면 집 안 공기를 오염시킬 수 있는 요소로 어떤 것이 있을지 제가 몇 가지 예를 들어 볼까요? 여러분도 한번 생각해 봐요.

우선, 집의 건축 자재에서 발생하는 라돈이 있어요. 라돈은 폐암을 일으킬 수도 있는 무서운 방사성 기체예요. 또 집 안의 장판, 가구, 전자 제품에서도 인체에 해로운 물질이 나오는데, 포름알데하이드 같은 발암 물질들이 대표적이에요. 만약 집 안에서 담배를 피우면 어떨까요? 담배 연기뿐만 아니라 담뱃재에서 떨어져 나온 미세한 먼지들이 집 안에 남아 있을 수 있지요. 또 집 안이 눅눅하게 습기가 차 있다면 곰팡이가 생겨서 공기 중에 섞일 수 있어요. 이를 없애려고 뿌린 곰팡이 제거제에도 인체에 유해한 화학 물질이 포함되어 있을 수 있고요. 생각지도 못한 물질이 집안 공기를 오염시키기도 해요. 화초를 키우고 있다면 꽃가루가 집 안 공기에 섞일 수 있어요. 애완동물을 키운다면 애완동물의 털이나 비듬, 진드기 등이 집 안에 남아 있을 수 있겠지요.

곰팡이, 꽃가루, 동물의 털이나 비듬 등은 알레르기 반응을 일으킬 수도 있으니, 조심하는 게 좋아요. 그렇다면 집에서 일상적으로 사용하는 화학 물질은 어떨까요? 빨래나 청소에 사용하는 세제, 방향제, 탈취제 등은 합성 화학 물질로 만들어진 것이 대부분이에요. 그러니까 이런 것을 사용한 뒤에는 공기 중에 잔여물이 남지 않도록 하는 게 좋겠지요. 부엌에서 요리할 때도 조리 기구나 음식에서 나온 해로운 입자들이 공기 중에 섞일 수 있으니까 환기를 해 주는 게 좋아요. 집에서 연탄이나 석유 또는 석탄을 원료로 한 난로를 사용한다면 더욱 자주 환기해야 해요. 연탄, 석유, 석탄이 탈 때 우리 몸에 해로운 기체가 발생하거든요.

그런데 이렇게 쭉 이야기하고 보니 집 안이 몹시 위험한 곳처럼 보이네요. 설령 집 안의 나쁜 공기가 직접적이고 즉각적으로 우리 건강을 위협하지 않는다고 해도 조심해서 나쁠 게 없지 않겠어요? 그렇다면 무더운 여름에도, 추운 겨울에도 실내 공기를 오염시키는 물질들이 남아 있지 않도록 환기를 꼭 해야겠지요? 황사나 미세 먼지가 많은 날에는 환기하면서 물걸레로 집안 곳곳을 잘 닦아 주어야 합니다.

하루 세 번, 한 번에 30분 정도 창문을 활짝 열어 환기를 시키고, 집 안의 먼지는 젖은 수건으로 쓱쓱 닦아 주는 것 정도는 여러분 스스로 충분히 할 수 있을 거라 믿어요. 학교나 학원에서도 여러분이 앞장서서 환기를 해 주면 좋을 것 같아요. 많은 사람이 모여 있는 공간에는 사람들이 숨을 쉬면서 내뱉는 이산화탄소가 쌓이기 쉬워요. 그런데 이산화탄소가 많아지면 졸리거나 머리가 아플 수 있어요. 공부에도 집중하기 어렵겠지요. 이럴 때 여러분이 쉬는 시간을 이용해서 환기를 해 주면 친구들의 건강에도 많은 도움이 될 거예요.

얼마나 작아야
미세 먼지일까?

미세 먼지를 조심하라는 이야기를 거의 1년 내내 들으며 사는데, 도대체 미세 먼지라는 게 뭘까 궁금하지 않아요? 가끔 공기 중에 흩날리는 먼지를 볼 때면, 먼지도 충분히 작은데 도대체 미세 먼지는 얼마나 작은 거야 하는 궁금증을 갖게 될 수 있지요. 보통의 먼지보다 입자가 작은 먼지를 미세 먼지라고 하는데, 그중에서도 입자가 아주 작은 것은 초미세 먼지로 분류해요.

먼지의 크기를 표현하는 단위로는 마이크로미터를 쓰는데, 1마이크로미터는 100만 분의 1미터예요. 도무지 상상이 안 되지요? 일반적으로 사람의 머리카락의 지름이 50~70마이크로미터 정도 되거든요. 미세 먼지는 그보다 훨씬 작아요. 사람 머리카락의 5분의 1에서 7분의 1 크기를 갖는, 즉 지름이 10마이크로미터보다 작은 먼지들을 미세 먼지라고 해요. 'PM10'처럼 표기하기도 하는데, 이는 10마이크로미터보다 미세한(Particulate) 물질(Matter)이라는 의미예요. 그리고 이것보다 더 작은 먼지, 즉 지름이 2.5마이크로미터보다 작아서 머리카락 지름의 약 20분의 1에서 30분의 1에 불과한 먼지들을 초미세 먼지라고 하고, PM2.5로 표기해요. 미세 먼지들은 너무 작아서 우리 눈에 잘 보이지 않아요. 코에서 걸러지지 못하고 몸속 깊은 곳까지 침투해서 건강에 나쁜 영향을 줄 가능성이 높지요.

6 소음을 피하는 방법

 뉴스에서 층간 소음으로 인한 이웃 간의 다툼을 보도하는 경우가 있는데, 혹시 여러분도 비슷한 경험을 한 적이 있는지 궁금해요.

 소음은 불쾌하고 시끄러운 소리뿐만이 아니라, 내가 듣고 싶지 않은 모든 소리를 포함해요. 듣기 싫은 소리를 들어야 하니까 괴롭고, 건강에도 문제가 생길 수 있기 때문에 중요한 환경 문제 중 하나예요. 소음의 종류와 크기에 따라 우리 건강에 미치는 영향이 달라져요. 어떤 시간대에 누가 듣는가도 중요한 문제고요.

 낮에는 괜찮지만 밤늦은 시간에 생활 소음을 들으면 잠들기가 어렵거나, 자다가 깨거나, 깊은 잠을 이루기 어려워질 수 있어요. 개운하지 못한 상태로 아침에 일어나면 당연히 그날 생활에 영향을 주겠지요. 또 소음 때문에 스트레스 호르몬이 나오거나 집중력이 떨어질 수도 있어요. 높은 소음을 오래 들으면 혈압이 높아지거나, 심장에 병이 생기거나, 기억력이 떨어지고, 학습 능력도 낮아질 수 있다고 해요. 특히 어린이나 몸과 마음이 아픈 사람, 할머니 할아버지처럼 나이가 많은 사람, 그리고 태어난 지 얼마 안 된 아기들은 더 민감해서 가능하면 소음에 노출이 되지 않는 것이 좋아요.

소음을 피하는 방법에는 어떤 것이 있을까요? 우선 소음이 전달되기 힘든 구조를 만드는 것이 좋겠지요. 층간 소음을 막으려면 층과 층 사이에 소음이 전달되지 않도록 집을 짓는 게 가장 근본적인 해결책이란 거예요. 그런데 안타깝게도 저와 여러분이 당장 어떻게 할 수 있는 방법은 아닌 것 같아요. 그렇다면 거실이나 방의 바닥 장판을 두껍게 깔아서 가능하면 아래층으로 소리가 전달되지 않게 해 보는 건 어떨까요. 이것도 그다지 쉬운 방법은 아닌가요?

우리가 바로 실천할 수 있는 소음 줄이기에는 어떤 것들이 있을까요? 현관문을 닫을 때 꽝 소리가 나지 않게 조심한다거나, 집안에서 쿵쿵 소리가 날 정도로 뛰어다니지 않는다거나, 집안에서 키우는 개가 큰 소리로 짖지 않도록 잘 훈련하기! 또 뭐가 있을까요? 이웃과 친하게 지내기! 뜬금없다고요? 들어 보세요. 예전에 일요일 오후만 되면 이웃집에서 피아노 치는 소리가 꽤 크게 들려왔어요. 몹시 신경 쓰였지요. 그런데 그 피아노를 치는 어린이를 알고 나서는 서투른 피아노 연주에 웃음이 나지 뭐예요. 누가 소음을 내는지 아니까 자연스럽게 즐길 수 있게 되더라고요. 여러분이 이웃과 친하게 지내면, 서로 이해할 수 있어요. 그러면 이웃이 아프거나 중요한 시험을 앞두고 있을 때 여러분이 먼저 배려해서 조용한 환경을 만들어 줄 수 있겠죠.

사람들이 모여 사는 공간에서 아무에게도 불편을 주지 않고 살아간다는 건 쉽지 않아요. 그렇지만 나 때문에 불편함을 느끼는 사람이 있을 수 있다는 걸 잊지 않고, 상대를 배려하기 위해 노력한다면 소음으로 인한 스트레스가 조금은 줄어들지 않을까요?

소음과 건강

소리의 크기는 일반적으로 데시벨(dB)이라는 단위를 써서 표현해요. 사람의 청각을 고려해서 최소 음압을 기준으로 만든 척도인데, 0데시벨은 인간이 들을 수 있는 가장 작은 소리라고 생각하면 이해가 쉬울 거예요.

소음에 노출되면 여러 가지 건강 문제가 생길 수 있어요. 우선 청력에 문제가 생길 수 있지요. 예를 들어, 80데시벨 이상의 소음에 계속 노출되면 청력에 손상이 오기 시작해서 잘 듣지 못하게 될 수 있으니, 조심해야 해요. 80데시벨이 어느 정도 시끄러운 소리냐고요? 진공 청소기 소리나, 기찻길 옆에서 나는 소리, 지하철의 차내 소음 정도라고 생각하면 될 거예요. 소음 정도에 따라 다르지만 수면 장애, 학습 방해, 심혈관 질환, 만성 스트레스 등이 생길 수 있어요. 아래 표를 보면 이해가 쉬울 거예요. 소음이 우리 몸에 끼치는 영향은 사람마다 다를 수 있어요. 같은 소음에 노출되어도 개인의 민감도나 생활 방식에 따라 건강에 미치는 효과는 달라질 수 있어요. 어린이와 청소년은 좀 더 건강에 해로우니 소음을 더욱 조심하면 좋겠지요?

소음 크기에 따라 인체에 미치는 영향

소음 크기(dB)	음원의 예	소음의 영향
20	나뭇잎 부딪히는 소리	쾌적
30	조용한 농촌, 심야의 교회	수면에 거의 영향 없음
35	조용한 공원	수면에 거의 영향 없음
40	조용한 주택의 거실	수면 깊이 낮아짐
50	조용한 사무실	호흡·맥박 수 증가, 계산력 저하
60	보통의 대화 소리, 백화점 내 소음	수면 장애 시작
70	전화벨 소리, 거리, 시끄러운 사무실	정신 집중력 저하, 말초 혈관 수축
80	철로변 및 지하철 소음	청력 장애 시작
90	소음이 심한 공장 안	난청 증상 시작, 소변량 증가
100	착암기, 경적 소리	작업량 저하, 단시간 노출 시 일시적 난청

(출처: 국가 소음 정보시스템)

7

더운 날
건강 수칙

여러분 지난여름은 잘 보냈나요? 2018년 여름에는 사상 최고 기온을 기록했다는 소식이 들려왔고, 무더위 때문에 응급실을 찾은 사람이 많았다는 뉴스도 많이 나왔어요.

우리나라 기상청은 섭씨 33도가 넘는 날이 이틀 이상 계속되면 '폭염 주의보'를, 35도 이상이면 '폭염 경보'를 발표하는데, 2018년 여름철 폭염 일수는 무려 31.4일이었어요.

여름은 방학이 있으니까 친구들이 신나게 놀고 싶을 거예요. 하지만 일기예보를 챙겨 보고 매우 무덥다면, 특히 정오부터 오후 5시까지는 시원한 곳에서 쉬는 것이 좋아요. 뉴스나 기상청 홈페이지, 날씨 앱을 이용해서 오늘의 날씨를 확인하면서 폭염에 대비해요.

인간은 섭씨 36.5도로 체온을 유지해요. 그래서 덥거나 추울 때 우리 몸이 다양한 생리적 반응을 해요. 더울 땐 땀이 나고 몸이 붉어지

10대와 통하는 건강 이야기

는데 이것은 열을 몸 바깥으로 내보내려는 반응이에요. 추울 때 몸이 떨리는 건 열을 생산하려는 반응이지요. 신기하지요? 만약 3~4도라도 체온이 낮거나 높아지면 큰일이 날 수 있어요. 몸이 감당할 수 없을 만큼 더우면 일사병, 열경련, 열사병 등이 생겨요. 더운 날 야외에서 행사할 때 쓰러지는 친구들이 있잖아요. 그래서 무더운 폭염 때는 일단 태양을 피해야 해요. 한낮에 외출한다면 모자를 쓰고 밝은색의 가벼운 옷을 입는 게 좋겠어요.

생물체가 안정되고 일정한 상태를 유지하는 것을 '항상성'이라고 해요. 당분, 수분, 산-알칼리 조절 등이 그렇고 체온 조절도 여기에 속해요. 우리 몸을 구성하는 세포 하나하나는 물론 몸 전체가 이런 균형을 유지하고 있어요. 바깥 환경이 갑자기 바뀌거나 가혹하면 이런 균형이 흐트러질 수 있어요. 더운 곳에 오래 있는 것도 그렇지만 갑자기 온도가 크게 바뀌는 것도 큰 스트레스가 될 수 있어요. 에어컨을 세게 틀거나, 갑자기 차가운 물에 들어가면 몸의 균형을 깨뜨릴 수 있어요.

여름엔 땀을 많이 흘리기 때문에 물을 충분히 마셔야 해요. 사람 체중의 대략 3분의 2가 물인데, 어릴수록 물이 차지하는 비중이 커요. 체중의 3퍼센트 정도의 물만 빠져나가도 소변이 줄고, 체중의 10퍼센트에 이르면 의식을 잃고 쇼크가 온다고 해요. 그러니까 덥다고 음료수나 아이스크림만 먹어서는 안 되겠어요. 수분보다 칼로리를 많이 섭취하게 되거든요. 술이나 카페인도 안 좋아요. 몸의 수분을 밖으로 내보내기 때문이에요.

더운 날씨에는 균이 잘 번식할 수 있기 때문에 식중독을 조심해야 해요. 감염병을 예방하려면 손을 자주 씻어야 하고요.

무더운 여름,
이렇게 건강을 지키자.

미리 준비하자
라디오, TV, 인터넷에서 무더위 등 날씨 정보를 알아 둬요.

물을 자주 마시자
- 목이 마르지 않더라도 충분히 물을 마셔요.

시원하게 지내자
- 커튼, 양산, 모자로 햇볕을 막고 헐렁하고 가벼운 밝은 색깔의 옷을 입어요.
- 선크림을 발라요
- 시원한 물로 여러 번 얼굴과 목 뒷부분에 뿌려 줘요.
- 목욕은 자주 해도 되지만 갑자기 찬물에 들어가거나 하면 안 돼요.
- 그늘과 같은 시원한 장소에 머물러요. 은행, 관공서, 도서관 등 공공건물은 에어컨이 나와요. '무더위 쉼터'로 지정된 곳도 있어요.

더운 시간대는 휴식하자
- 낮 12시부터 오후 5시는 가장 더운 시간이에요.

이것만은 주의하자

- 알코올이나 카페인이 들어 있는 음료수는 마시지 말아요.
- 낮 12시부터 오후 5시 사이에는 야외활동과 작업을 피해요.
- 어둡고 달라붙는 옷은 입지 말아요.
- 뜨겁고 소화하기 힘든 음식은 먹지 말아요.
- 가스레인지나 오븐의 사용은 집안의 온도를 높일 수 있으므로 자제해요.

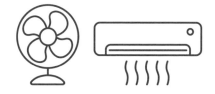

삐뚤삐뚤하면
어때?

5부

1 마음 건강
-스트레스 멀리하기

설렘이 가득한 새 학기가 시작되면, 처음 만난 친구, 선생님과 잘 지내려고 노력하지요? 낯선 환경이 걱정되고 불편한 친구도 있을 거예요. 떨리고 무슨 말을 해야 할지 잘 모르겠는 불안함은 누구나 경험하는 당연한 마음의 반응이니까 너무 걱정하지는 말아요.

'스트레스'(stress)라는 말, 많이 들어 봤지요? 낯선 환경과 새로운 사람은 스트레스의 원인이 되기도 해요. 스트레스를 받으면 걱정이 많아지고, 불안해지고, 어쩔 땐 우울해지기도 하지요. 하지만 스트레스가 우리를 힘들게만 하는 건 아니에요. 때로는 즐겁게도 하거든요. 예를 들어 시험을 보는 건 힘든 일이지만, 좋아하는 친구와 함께 시험 준비를 하는 건 나를 설레게 하지요. 똑같은 스트레스도 작년에는 매우 크게 느꼈지만 지금은 그렇지 않을 수 있어요. 그리고 사람마다 달라요. 나는 매우 크게 느끼지만, 다른 친구는 아주 작게 느낄 수도 있지요. 많은 학자가 스트레스에 관해 연구하고 있어요. 왜냐면 스트레스는 정신 건강에 아주 큰 영향을 미치거든요.

여러분, '건강하다'는 말의 뜻이 뭘까요? 보통은 병에 걸리지 않고, 다친 곳이 없는, 신체적으로 건강한 상태만을 생각해요. 그런데 세계 보건 기구(WHO)에서는 '건강이란 단순히 질병이 없고, 허약하지 않은 상태뿐만 아니라 신체적·정신적으로 만족스러운 안녕한 상태'라고 설명하고 있어요. 한마디로 건강을 파악할 때는 신체뿐만 아니라 정신의 상태도 살펴야 한다는 거지요. '정신적으로 건강'한 게 뭐냐고요? 생각이나 감정을 조절하는 내 마음이 잘 활동하는 상태라고 생각하면 돼요.

우리는 항상 스트레스를 받기 쉬운 상황 속에서 살아요. 내가 경험하는 모든 변화가 '스트레스'이니까요. 그래도 괜찮아요. 내가 느끼는 스트레스가 무엇인지 잘 알고 관리하면, 행복한 스트레스로 바뀔 테니까요. 그래서 스트레스 관리가 정말 중요해요. 어떻게 하느냐면, 먼저 지금 느끼는 스트레스에 관해 이해하는 거예요. 괜히 기분이 안 좋고 짜증나는 날이 있어요. 그럴 땐 왜 그런지 잘 생각해 봐요. 어제 엄마한테 혼난 게 지금까지 영향을 미칠 수도 있고, 오늘까지 내야 하는 학원 숙제를 안 했을 수도 있어요. 아니면 아침에 주룩주룩 내린 비 때문일 수도 있고요.

둘째, 나를 힘들게 하는 스트레스를 줄일 방법 찾기예요. 예를 들면 누군가와 어제 있었던 일을 얘기할 수도 있고, 시원한 빗소리에 맞춰 노래를 흥얼거리거나 비 온 뒤 상쾌한 공기와 맑은 하늘을 기대해 보는 것도 좋지요.

마지막으로, 똑같은 스트레스를 받지 않도록 미리 준비해요. 혼났던 일은 다시 하지 않도록 다짐하고, 숙제도 미리미리 하고, 비가 와서 더 즐거운 일을 상상하는 거지요. 오늘도 스트레스 없는 건강하고 행복한 하루 보내길 바라요.

2 눈 건강
-마음의 창 깨끗하게 유지하기

"눈은 마음의 창"이라는 말이 있어요. 사람의 눈을 보면 그 속을 알 수 있다는 말인데, 눈의 생김새에 걸맞은 뜻풀이 같아요. 거울로 자기 눈을 똑바로 마주 봐요. 눈꺼풀 사이로 흰자위·검은자위·눈동자가 보여요. 그 뒤로는 하얀 풍선 같은 동그란 눈알이 자리하고 있고, 뇌에서 뻗어 나온 두 번째 중추 신경인 시신경이 매달려 있어요. 만약 신경이 마음의 일부라면, 몸의 가장 멀리까지 뻗은 마음은 눈이에요.

검은자위 부분은 각막 뒤에 있는 홍채예요. 사람마다 홍채의 색이 달라요. 어떤 사람은 검은자위를 더 크게 보이거나 혹은 다른 색깔로 보이고 싶어서 서클 렌즈나 컬러 렌즈를 끼기도 해요. 여러분도 렌즈를 쓸 수 있어요. 관리만 잘한다면 말이지요. 눈에 병균이 옮지 않도록 깨끗하게 관리해야 해요. 렌즈는 눈에 닿는 거라 늘 촉촉해

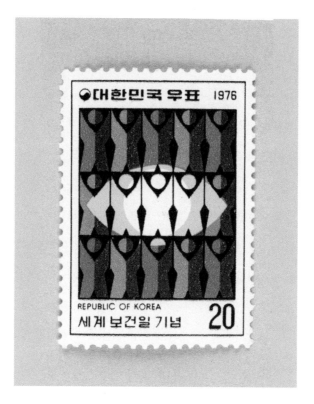

인류와 눈 도안이 인쇄된 세계 보건일 기념우표.(1976년 4월 7일 대한민국 체신부 발행).
ⓒ국립민속박물관

야 하는데, 병균이 이런 환경을 좋아하거든요. 렌즈에 병균이 생기면 눈에 옮기 쉬워요. 사용 방법을 잘 배운 뒤에 안전하게 써야 해요.

몸에 문제가 생기면, 눈에 드러날 때가 있어요. 진짜로 눈이 사람의 속 상태를 보여 주는 거예요. 예를 들어 간이 나쁘면 몸에 '빌리루빈'이라는 독소가 쌓이는 황달이 오는데, 이때 눈이 노랗게 돼요. 구리가 각막에 쌓여서 갈색 반지 같은 형상이 나타나는 병도 있어요.

눈은 늦게까지 발달하는 기관이에요. 태어난 지 얼마 안 된 아기는 어둡고 밝은 정도만 구분하고 아주 가까운 것만 볼 수 있어요. 만약 아주 어린 아기가 있다면 행복하게 웃는 표정을 가까이에서 보여 주는 게 좋을 거예요. 같은 이유로, 모빌이나 장난감을 너무 멀리 달아 주면 안 되겠지요? 되도록 가까이 달아 주되 떨어져도 다치지 않을 부드럽고 가벼운 것이 좋아요. 초등학교에 입학할 무렵이 되어서야 눈의 모양도 영글고 눈 근육도 기능을 제대로 하게 돼요. 하지만 아직 눈으로 본 걸 몸이 잘 적용해서 반응하지는 못해요. 운동할 때 공이 얼마나 빠른지 볼 수는 있지만, 정확하게 방향을 잡아 몸을 움직여 잡아내는 건 어려워요. 때로는 넘어지거나 다칠 수도 있지요. 아직 자라고 있기 때문이니까 친구가 넘어졌을 때 웃지 말고, 서로 조심하고 존중해 주면 어떨까요?

어두운 곳에서 책을 많이 보면 눈이 나빠지는지 궁금하다고요? 이건 학자들이 아직 연구하고 있어요. 하지만 TV·스마트폰·컴퓨터를 가까이 보면 눈이 나빠지는 건 확실해요. 먼 글씨가 잘 보이지 않는 '근시'가 생기거나 눈이 건조해질 수 있어요. 게다가 '거북 목' 현상도 생기고 어깨도 뭉쳐요.

눈에 문제가 생겨도, 잘 모르고 지나칠 수 있어요. 눈은 두 개인 데다가 옛날부터 그렇게 보였다면 그게 문제인지 모를 수 있거든요. 학교에서 정기적으로 시력 검사를 할 때, 정확히 받으면 좋겠어요. 그래야 미리 알 수 있지 않겠어요?

3 수면 건강
-우리가 잠을 자야 하는 이유

    보통 하루에 몇 시간 정도 자나요? 일어나면 충분히 휴식을 취했다는 느낌과 함께 기운이 넘쳐요? 아니면 자고 일어나도 머리가 멍한 채로 여전히 피곤한가요? 사람은 누구나 잠을 자요. 그런데 왜 자야 할까요? 공부·게임·수다 등 여러 가지를 할 수 있는 시간인데, 아무것도 하지 않고 가만히 누워 8시간을 보내다니……. 그저 자면서 보내는 게 어쩐지 아깝다고 생각하는 친구들이 있을지도 모르겠어요.

    우리는 왜 자야만 하는 걸까요? 단순한 질문이지만, 아직 정답을 몰라요. 인생의 3분의 1은 자면서 보내는데, 왜 자야 하는지를 모른다니 놀랍지요? 인간이 잠자는 이유를 설명하는 수십 개의 이론이 있는데, 그중 대표적인 몇 개만 이야기해 볼게요.

    이 중에 정답이 있을 수도, 없을 수도 있어요. 여러분도 어떤 게 맞는 거 같은지, 또 아닌 거 같다면 어느 부분이 이상한지 생각해 봐요.

첫 번째는 에너지 보존을 위해서 잔다는 거예요. 마치 동물이 겨울잠을 자듯, 인간도 잠을 자며 칼로리를 절약한다는 거지요.

두 번째는 휴식과 회복을 위해서 잔다는 거예요. 잠은 낮 동안 쌓인 신체의 피로를 해소하고 정상적인 기능을 유지할 수 있게 해 준다는 거지요.

세 번째는 기억을 정리하는 역할이에요. 우리가 잠들어 있는 동안 뇌는 다양한 정보를 정리하고 오래 기억할 수 있게 저장한다는 이론이지요.

마지막으로 잠을 자는 시간은 뇌에 쌓인 독성 물질을 청소하기 위한 시간이라는 거예요. 뇌의 활동으로 인해 만들어진 노폐물을 잠을 자는 동안 청소한다는 거지요.

어떻게 생각해요? 이 네 개 중에 정답이 있는 것 같아요? 다 맞는 말 같다고요?

우리는 자지 않고 얼마나 버틸 수 있을까요? 1964년, 미국의 랜디 가드너라는 고등학생이 자지 않는 실험에 도전했어요. 랜디는 264시간 동안 잠들지 않고 버텼어요. 무려 11일이나! 대단하지요? 그런데 깨어 있는 시간이 길어지면서 건강에 이상이 생기기 시작했어요. 잠들지 않은 지 3일쯤 되자 우울증이 나타났어요. 5일째에는 정신분열 증세를 보이며 환각을 일으켰어요. 7일째에는 몸을 움직이는 게 어려워지고 말을 제대로 하지 못했지요. 9일쯤에는 눈이 잘 보이지 않게 되었고, 11일째에는 심장에 이상이 생겼어요. 너무 오랫동안 잠을 자지 않아서 몸에 큰일이 생긴 거지요. 그러니 혹시라도 랜디처럼 안 자고 버티는 실험은 하지 말아 줘요.

어차피 매일 자니까, 잠이 부족하더라도 괜찮지 않을까 생각하고 있나요? 아니에요. 매일 자더라도, 충분히 자지 못하면 역시 건강에 문제가 생겨요. 몸의 면역력이 떨어져서 감기에 걸리거나 살찌기 쉬워요. 잠이 부족하면 배고픔을 느끼게 하는 호르몬이 분비되거든요. 게다가 당뇨병, 동맥 경화증, 심장병, 고혈압 등이 발생할 위험이 커져요. 기억력도 떨어져서 애써 공부한 게 머릿속에 남아 있지 않게 될 수도 있지요. 자는 동안 성장 호르몬이 나오기 때문에, 충분히 자야 키도 크고 몸도 마음도 건강해져요.

그러면 얼마나 자야 충분히 잤다고 할 수 있을까요? 사람마다 약간의 차이는 있겠지만, 성인은 8시간은 자야 해요. 어린이는 이보다 더 오래 자야 하고요. 비영리 단체인 미국 수면 재단에서는 연령별로 적당한 수면 시간을 권하고 있어요. 6~13세 아동은 9~11시간, 14~17세 청소년은 8~10시간 정도 자야 한대요. 아침에 누가 깨우지 않아도 자연스레 눈이 떠지고, 상쾌한 기분으로 일어난다면 그건 잘 잤다는 신호일 거예요. 건강하려면 충분한 잠이 꼭 필요해요. 절대로 자는 시간을 아까워하거나 줄이려고 하지 말 것. 약속해요.

10대와 통하는 건강 이야기

입속 건강
-참 쉬운 충치 예방법

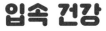

입안 건강을 지키기 위해서는 어떻게 해야 할까요? 저는 치과를 아플 때 가지 말고, 안 아플 때 가야 한다고 얘기해 주려고 해요. 무슨 말이냐고요?

충치 때문에 아픈데 병원에 가기 싫어서 버틴 적 있어요? 충치는 한번 생기면 없어지지 않아요. 충치가 생겨 치아가 까맣게 되기 전에 뭔가를 하고 그래서 치아가 오래오래 건강하고, 충치 치료를 하지 않아도 된다면 정말 좋겠죠? 그런 걸 예방이라고 해요. 문제가 생기기 전에 막는 것이지요.

기쁜 소식 하나 알려 줄까요? 최근에 이런 예방 치료받기가 쉬워졌어요. 나라에서 '치아 홈 메우기'라는 예방 치료를 지원해 주고 있거든요. 만 18세 이하면 누구나 받을 수 있어요. 이렇게 되면 뭐가 좋으냐고요? 나라에서 치료비 일부를 부담하는 거라서 가벼운 마음

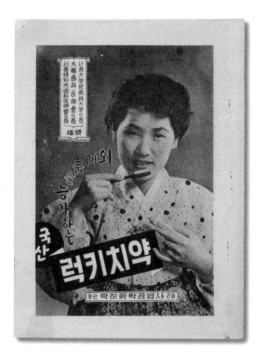

1960년대 럭키 치약 광고. 당시 럭키 치약은 '치약'의 대명사였다.
ⓒ국립민속박물관

으로 치과에 갈 수 있어요. 이 점은 무척 중요해요. 하지만 여러분이 제일 신경 쓰는 건 '예방 치료는 얼마나 아플까?' 하는 거지요? 물론 까만 충치가 생긴 다음에 하는 치료는 아프지 않다고 장담 못 해요. 마취도 할 수 있고 치료 기간도 길어요. 하지만 예방 치료는 충치가 생기기 전에 하는 거라서 전혀 아프지 않아요. '잉' 소리 나는 기계도 쓰지 않고 시간도 오래 안 걸려요.

이 치료는 치아가 형태를 알아볼 정도로 나오면 바로 해야 해요. 너무 늦으면 충치 때문에 할 수 없는 경우도 많거든요. 치아가 언제 나오느냐고요? 첫 번째 어금니는 여섯 살, 두 번째 어금니는 열두 살쯤 나니까, 초등학교 들어가면 매년 입안 검사할 때 확인해 봐야 해요.

관리가 필요한 친구들에게 무료로 입안 검진과 예방 치료를 해 주는 '학생 치과 주치의'라는 제도도 있어요. 아직은 서울, 경기 등 일부 지역에서 시행 중이지만 점점 확대되고 있어요.

마지막으로 좋은 이야기 하나 들려줄게요. 꼭 치과에서 받지 않아도 되는, 스스로 할 수 있는 충치 예방법! 자, 받아 적을 준비됐나요? 아주 쉬우니까 꼭 한다고 약속! 첫째, 식사 전 손 씻고, 식사 뒤 칫솔질! 둘째, 하루에 단 간식은 한 번만! 왜냐고요? 두 번 이상 먹으면 충치 생길 가능성이 많아지거든요. 단 간식에는 탄산음료도 들어간다는 거 알고 있죠? 아직 '치아 홈 메우기'를 받지 않았다면, 지금 받을 수 있는지 확인해 보는 거 잊지 말고요, 나 혼자도 할 수 있는 예방법 두 가지 꼭 실천해 보도록 해요

당분 조절
–질병을 부르는 설탕 중독

요즘 '먹방'(먹는 방송)과 '쿡방'(요리 방송)이 대세죠? 여러분도 한 번쯤은 텔레비전에서 봤을 거예요. 외국에도 '쿡방'으로 유명해진 요리사가 꽤 있는데, 오늘 소개할 사람은 제이미 올리버(Jamie Oliver)라는 영국 요리사예요. 소위 말하는 '잘나가는 요리사'였지요. 그러다가 2004년 학교 급식과 관련된 요리 방송을 하면서, 학생들이 건강한 음식을 '없어서 못 먹는 게' 아니라 '맛이 없어서 안 먹는다'는 걸 알게 돼요. 심지어 정성 들여 마련한 건강 음식을 쓰레기통에 버리거나 먹지 않겠다고 거부하는 학생도 만나요. 제이미는 설득하는 방식을 바꿔요. 무조건 건강한 음식을 먹으라고 하지 않고, 학생들이 좋아하는 치킨 너겟이 어떻게 만들어지는지 보여 주지요. 사실 치킨 너겟은 닭의 내장과 약간의 살 그리고 밀가루로 만든 음식이거든요. 제이미가 다시 치킨 너겟을 먹겠느냐고 묻자 모든 학생은 고

　　　　　　　　　　　10대와 통하는 건강 이야기

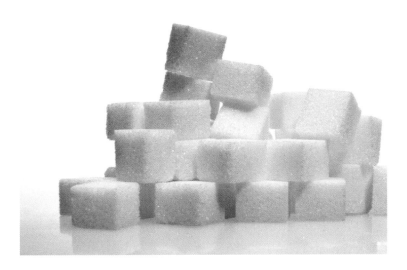

설탕.

개를 절레절레 흔들지요. 그렇게 시작된 건강한 급식 운동은 결국 정부를 움직였고 급식에 관한 지원도 늘고 급식의 질도 높아지게 되었지요.

이 요리사가 2015년에 '슈가 러시'(sugar rush)라는 프로그램에 출연해요. 여기에 칫솔질을 잘하지만 탄산음료를 자주 마셔서 치아를 여섯 개나 뽑게 된 아이가 나와요. 저도 가끔 이런 질문을 받아요. 치아에 안 좋은 탄산음료나 과자일지라도 먹고 나서 잘 닦으면 되지 않느냐고요. 그럼 저는 이렇게 얘기해요. 안 먹고 잘 닦는 게 제일 좋다고 말이에요

우선 설탕이 대체 왜 문제인지, 입안에서 어떤 일이 벌어지고 있는지 알아볼까요? 설탕을 먹으면 생기는 '당'은 입속 세균에게는 아주 좋은 먹잇감이에요. 근데 이 세균이 배부르게 밥을 먹고 나면 '산'이라는 똥을 만들어 내는데 이게 치아 구조를 망가뜨려요. 이러는 데 시간이 얼마큼 걸리는지 알아요? 밥 먹고 10분 뒤부터예요. 그러니까 그사이에 칫솔질을 해서 세균의 먹잇감을 없애지 않으면, 세균은 '옳거니!' 하고 일을 시작하는 거지요.

근데 설탕은 탄산이나 과자에만 들어 있는 게 아니에요. 예를 들면 우리가 건강에 좋다고 생각하는 흰 우유에도 있어요. 그래요, 초콜릿·바나나·딸기 맛 우유가 아니라 흰 우유에도 당이 들어 있다니까요. 단맛이 별로 없는 음식에도 당이 많은데, 초콜릿 맛 우유, 바나나 맛 우유, 탄산음료, 과자, 젤리 등에는 얼마나 많은 설탕이 들어 있을까요? 생각하고 싶지도 않지요? 또 당분이 충치만 일으키는 것은 아니라는 거 여러분도 알지요? 각종 성인병에 비만이라는 무시무시한 질병까지. 한창 자라는 어린이와 청소년이 다이어트한다고 무리하는 것도 문제지만, 설탕이 든 음식을 마구 먹는 것도 좋지 않아요.

설탕을 안 먹을 수 있을까요? 솔직히 저도 그렇게는 못 해요. 가끔 단 음식이 먹고 싶을 때도 있잖아요. 왜죠? 맛/있/으/니/까! 자, 그럼 어떻게 해야 할까요? 맞아요. 짐작하다시피, 먹는 횟수와 양, 모두를 줄이자고요. 얼마나 줄이면 될까요? 단 음식을 먹을 때마다 양을 줄이고 횟수는 하루 네 번을 넘기지 않기! 어때요? 이 정도는 할 수 있겠지요? 이제부터 같이 시작해 보는 건 어떨까요?

설탕, 어떻게 먹어야 할까?

2015년 세계 보건 기구(WHO)에서 설탕 섭취와 관련해 중대한 발표를 했어요. 이 발표에 따르면 만성 질환이 전 세계 죽음의 원인 중 68퍼센트를 차지하는데 그중에서도 불량한 식습관과 운동 부족, 비만 등이 중요하대요. 최근 들어 특히 비만이 빠르게 증가하고 있어서 전 세계적으로 관심이 집중되고 있지요. 이렇게 건강을 위협하는 비만의 원인에는 여러 가지가 있는데요, 그중에서 '유리당'이 요즘 관심을 받고 있어요.

'유리당'이 뭐냐고요? 적당히 먹으면 우리 몸의 에너지원이 되지만, 일정한 양을 넘어서면 몸무게 증가와 이로 인한 만성 질환을 불러와요. 여러분도 알다시피 충치도 늘어나고 말이에요. '유리당'에는 설탕(혹은 사탕)을 비롯해서 꿀, 시럽, 과일 주스 등에 함유된 당류를 모두 포함해요. 혈당량, 즉 핏속의 당분량이 급격하게 올라가거나 떨어지면 경련을 일으키거나 의식을 잃을 수도 있고, 그런 상태가 지속되면 당뇨병이 생길 수도 있다고 하니 조심해야겠죠?

세계 보건 기구에서는 '유리당'의 하루 섭취량이 전체 에너지원의 10퍼센트보다 낮아야 한다고 주장해요. 5퍼센트 이하면 충치 발생 가능성도 줄어든다고 해요. 5퍼센트만 해도 그 양이 1년에 1인당 설탕 10킬로그램 정도라니 어마어마하지요. 자, 설탕을 포함한 '유리당' 섭취만 줄여도 더 날씬해지고, 충치도 줄어든다고 하니 말 그대로 일석이조, 지금부터 시작해 보는 건 어떨까요?

치아 건강
-교정 치료 꼭 해야 할까?

여러분, 이번에는 요즘 친구들이 많이 하는 치아 교정에 관해 얘기해 보려고 해요. 치아 교정이 뭐냐고요? 쉽게 말하면 삐뚤삐뚤한 치아를 가지런하게 만들고, 앞뒤로 튀어나온 이는 알맞은 위치에 넣어 주는 치과 치료예요. '교정'이라는 말은 틀린 걸 바로잡는다는 뜻이지요.

교정 치료는 중요해요. 앞뒤로 튀어나온 이는 음식을 제대로 씹는 걸 방해하기도 하거든요. 대충 씹어서 삼키면 소화가 잘 안 되거나 포만감이 적어 음식을 더 많이 먹을 수 있어요. 치아 모양에 따라 외모가 달라지고 그 때문에 스트레스를 받을 수도 있어요. 자신감이 떨어져 친구들과 어울리지 못할 수도 있고요. 치아에 문제가 있다고 생각하는 친구는 치과에 가서 상담을 받아 보는 게 좋아요. 사람마다 치료 시기가 다르거든요. 어릴 때부터 해야 하는 경우도 있지만 좀 기다렸다가 해야 하기도 해요.

　그런데 오늘은 이 문제를 좀 다른 시선으로 바라보려고 해요. 우리는 왜 삐뚤삐뚤한 치아를 교정하는 치료를 받을까요? 당연하다고요? 저는 그렇지 않을 수도 있다고 생각해요. 여러분이 생각하는 '정상'은 무엇인가요? 비정상이 아닌 거요? 올바른 거요? 국어사전에서는 정상을 "특별한 변동이나 탈이 없이 제대로인 상태"라고 설명해요. 제가 치아 교정학 첫 수업 시간에 배운 게 있어요. 지금도 생생하게 기억나는 교수님의 말씀을 풀어서 말하면, 정상은 딱 하나만 있는 게 아니라는 거예요. 여기서부터 저기 사이에 있는 여러 개를 정상으로 본다는 거지요. "정상은 점이 아니라 범위의 개념"이라는 거지요. 시험 문제의 정답은 한 개잖아요. 그런데 말이에요. 정상의 범위 안에서는 정답이 한 개가 아니라 여러 개일 수도 있어요. 놀랍지 않나요?

　한 사람의 치아 개수는 총 28~32개예요. 만약 치아가 모두 삐뚤삐뚤하다면 어떻게 할 거예요? 당연히 교정해야지요. 그런데 열 개에서 열다섯 개 정도만 그렇다면요? 이때도 아마 교정하겠지요. 그럼 다섯 개가 삐뚤다면 어떻게 할래요? 그래도 교정을 하는 게 낫지 않느냐고 생각할 수도 있어요. 그렇다면 치아 한두 개 정도만 그렇다면요? 친구나 엄마, 아빠한테 물어보고 곰곰이 생각한 뒤에 결정할지도 몰라요. 누구는 다섯 개에서 열 개 정도는 삐뚤어도 괜찮다고 생각할 수 있고, 누구는 치아 한두 개만 그래도 많이 힘들어할 수도 있어요.

우리는 어떤 걸 '맞다 혹은 틀리다, 그렇다 혹은 아니다'로 구분 지으려고 해요. 왜냐하면 그게 편하거든요. 건강도 마찬가지예요. 우리가 올바르다고 생각하는 치아의 모습을 한번 상상해 보자고요. 웃었을 때 가지런히 보이는 하얀 치아. 사람들은 일반적으로 이런 모습을 '아름답다, 예쁘다, 닮고 싶다, 그렇게 되고 싶다, 그래서 옳다'고 생각해요. 그러니까 하얀 치아만 건강한 치아라고 생각하는 거지요. 그런데 정말 그럴까요? 건강의 기준은 대부분 전문가가 정한 거예요. '정해진 기준'을 넘으면 건강하지 않다고 얘기하지요. 제가 하고 싶은 말은 여러분도 그 '기준'을 건강이라고 생각하느냐는 거예요. 만일 그렇다면, 왜 그렇게 생각하는지 묻고 싶어요. 선생님이나 부모님이 그렇다고 하니까? 물론 그분들 말씀이 맞을 수도 있어요. 그동안의 경험에 근거해서 하는 말씀이니까요. 하지만 기준이란 것이 상대적이기 때문에 나와 맞지 않을 수 있어요. 내가 정말로 지금 모습에 불만족스러운 건지, 아니면 사람들이 별로라고 해서 따라 하게 된 건지, 생각해 봤으면 좋겠어요. 물론 어려울 수 있어요. 하지만 포기하지는 말아 줘요. 마흔이 넘은 저도 아직 하는 고민이거든요.

미래를 위한
금요일

6부

1 함께 실천하는
환경 보호

얼마 전 장바구니를 챙기는 것을 깜빡 잊고 장을 보러 간 날이었어요. 가게에서 식료품을 사고 비닐봉지에 물건을 담으면서, 비닐은 잘 썩지도 않고 함부로 버려지면 수로를 막히게 하고 해양 서식지를 파괴하는데 하는 생각에 마음이 편치 않았어요. 간식을 사러 들른 다른 가게에서는 종이봉투에 물건을 담아 주더라고요. 종이는 만드는 과정에서 비닐보다 물과 화학 물질을 더 많이 사용하고 폐기물도 많이 발생하고 온실가스도 더 많이 생성하는데 하는 생각에 또다시 마음이 불편해졌어요. 제가 쓰는 장바구니는 예전에 물건을 사고서 받은 것인데, 비닐로 만들었지만 튼튼해서 여러 차례 쓸 수 있어요. 면으로 만든 가방을 새로 사서 장바구니로 쓸까 하는 생각도 해 봤지만 면직물을 만들기까지 물과 에너지, 비료, 농약 등의 사용으로 환경 부담이 크니까 이미 있던 것을 사용하면 몰라도 장바구니용으로 새로 사지는 말자고, 그냥 있던 것을 쓰자고 생각했어요.

가능하면 환경을 덜 파괴하는 소비 생활을 해야겠다고 마음을 먹은 이후로 일상에서 실천하려고 노력을 하고는 있어요. 그런데 이게 생각만큼 잘은 안 돼요. 장바구니 사용은 익숙해졌지만, 다른 실천들은 의식적으로 노력하지 않으면 어려워요. 화장지 사용을 줄이기 위해 손수건을 가지고 다니지만, 매일 아침 새로운 손수건을 챙기는 일에 익숙해지기까지 한참이 걸렸어요.

가끔은 '나 혼자 비닐봉지나 종이봉투를 좀 덜 쓴다고 환경 보호에 얼마나 보탬이 될까? 내가 일회용품 사용을 줄이고 플라스틱 사용을 줄이고 물이랑 전기 아껴 쓴다고 북극곰이 멸종 위기에서 벗어날 수 있겠어? 내 인생만 피곤하지!' 하는 생각이 들기도 해요. 물론 일상에서 환경을 생각하는 소비를 실천하려 노력하는 사람들이 제 주변에도 꽤 많아요. 개인의 일상적인 실천은 당연히 중요하지요. 하지만 환경 보호를 위해 이렇게 하세요, 저렇게 하세요 하고 개인에게 실천을 요구하기 전에, 그런 실천들을 조금은 수월하게 할 수 있도록 사회가 더 신경 써 주면 좋을 텐데 하는 아쉬움은 있어요. 예를 들어, 음식을 포장하거나 배달 주문할 일이 있을 때, "일회용품은 빼고 주세요." 하고 매번 이야기해야 하는 대신, 그런 물건들은 애초에 필요한 사람에게만 제공하는 분위기가 만들어지면 좋겠어요. "나무젓가락 꼭 넣어 주세요." 하고 요청하는 경우가 아니라면, 안 주는 거예요. 그러면 사람들도 일회용품 사용이 당연한 일이 아니라는 생각을 하지 않을까요? 조금 더 욕심을 내 본다면, 자동차 배기가스가 미세 먼지의 큰 원인이니까 가능하면 대중교통을 이용하라고 하기 전에, 대중교통 이용이 자가용 이용보다 더 쾌적하고 편리하게 만들어 주면 좋겠어요.

정부가, 또 국제 사회가 환경 문제에 대해 고민하고 문제를 해결하기 위해 노력하고 있다는 것을 알고 있지만, 지금보다 더 적극적으로 환경을 위한 정책을 만들고 실행해 줬으면 하고 바라요. "일회용 젓가락은 주지 마세요." 하는 말을 매번 하는 것이 귀찮아서 그런 것만은 아니에요.

개인의 노력과 실천이 도움 되는 부분이 분명히 있어요. 하지만 개인의 한계 때문에 보다 높은 차원의 해결책이 훨씬 효과적인 것도 있어요. 그리고 당장 해결이 가능한 문제들도 있지만, 오랫동안 노력해야 해결 가능한 문제들이 훨씬 많아요. 그래서 저는 여러분이 가끔씩은 곰곰이 생각해 봤으면 좋겠어요. 내가 실천해야 하는 것은 무엇일까, 이런 실천을 조금 덜 번거롭게 만들려면, 어떤 것이 필요할까, 또 정부는 어떤 일을 해야 좋을까, 하는 것을 고민해 보면 좋겠어요. 그러면 여러분이 어른이 되었을 때는 모두의 건강도 지키고 생태계도 보호할 수 있는 환경을 만들 수 있을 거라고 생각해요.

지속 가능 발전

지구 환경을 보호하기 위해 국제 사회는 다양한 노력을 하고 있어요. 온실가스로 인한 기후 변화 문제를 위한 정부 간 협의체를 구성하기도 하고, 생물 다양성의 보전을 위한 국제 협약을 맺기도 하지요. 이런 국제 사회의 노력은 경제 개발과 성장이 환경의 지속 가능성이라는 전제하에 이루어지지 않으면, 지구에는 미래가 없다는 공감대가 형성되었기 때문이에요. 과거의 성장 위주 개발로 발생한 불평등, 환경 파괴 등의 문제를 해결하고, 우리가 원하는 미래를 만들어 가자는 목표 아래 국제 사회는 2015년 9월 제70차 유엔 총회에서 17개의 지속 가능 발전 목표(SDGs, Sustainable Development Goals)를 채택했어요.

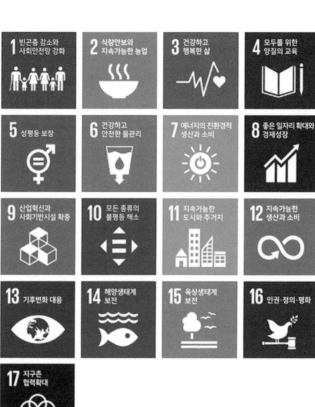

유엔 총회에서 정한
17개의 지속 가능 발전 목표

2 우리가 알아야 할 학교 폭력

　2018년에 한 '1차 학교 폭력 실태 조사'라는 온라인 설문 기억해요? 한국 초·중·고등학생 거의 다(약 400만 명)가 참여했어요. 모든 학생에게 직접 물어봐야 할 만큼 학교·친구들 사이에서 일어나는 폭력을 어른들이 중요하게 여긴다는 거지요. 그런데 결과에 관해 설명 들었어요? 여러분에 대한 조사인 만큼 결과를 꼭 알아야 한다고 생각해요.

　이 조사에서 중요한 질문은 '학교 폭력 때문에 피해를 봤었나요?' 였어요. 누가 가장 많이 그렇다고 답했을까요? 바로 초등학생이었어요. 2017년에는 '그렇다'고 대답한 학생이 100명 중 2.1명이었는데, 2018년에는 2.8명으로 더 늘어났어요. 수치가 늘어난 건, 한편으로 전에는 폭력으로 여기지 않았던 것을, '이런 일도 폭력이야'라고 인식한다는 뜻이기도 하니 꼭 나쁘게만 해석할 수는 없어요.

전체 학생들의 피해 사례는 언어폭력이 가장 많았어요. 다음으로는 집단 따돌림, 싫다고 하는데도 따라다니면서 괴롭히거나 몸을 아프게 해서 힘들다는 순서였지요. 2017년보다 사이버 괴롭힘 피해가 늘어났고, 학교 폭력을 보고 모른 척했다는 학생도 30.5퍼센트에 달했어요. 2017년보다 10.2퍼센트 늘어났는데 더 고민할 거리가 생긴 셈이지요.

저는 선생님이나 부모님이 이 일에 대해 여러분과 솔직히 얘기하는 게 중요하다고 생각해요. 그런데 어른들은 마치 '폭력은 무서운 일이야. 아이들에게 말하면 외려 관심이 생겨 더 안 좋을 거야. 그러니 말하지 말자'라고 여기는 거 같아요. 하지만 경제·환경 같은 어려운 주제는 공부해야 한다면서 우리 생활에 더 큰 영향을 미치는 폭력은 쉬쉬하는 게 더 이상하지 않나요?

저는 그중에서도 성적 괴롭힘에 대해 이야기하고 싶어요. 성적 괴롭힘이란 성적인 부끄러움을 갖게 하는 말과 행동, 강제로 남의 몸을 만지는 행동을 말해요. 이건 어른들에게도 대단히 민감한 주제예요. 성별의 차이를 폭력에 이용했기 때문에 성폭력이라고도 해요. 남녀의 신체적 특징에 대한 말부터 성적인 농담, 원하지 않는 접촉까지 성폭력은 그 범위가 넓어요. 여러분이 '남자나 여자로 태어났기 때문에 폭력을 경험한다고? 이거야말로 정말 우리가 알아야 하는 주제 아니야?'라고 생각한다면 좋을 거 같아요.

뉴스에서 '미투(Me Too, 나도 그래) 운동'이라는 말, 들어 본 적 있나요? 어른들도 성적 괴롭힘을 겪으면서도 싫다고 말하거나 주변에 알리고 경찰에 신고하지 못하는 경우가 많아요. 그래서 예전에 밝히지 못했지만, 지금이라도 잘못된 일에 대해서 말하고, 더 이상의 피해자가 나오지 않게 바로잡으려는 행동이에요. 피해를 당한 사람이 엄청난 용기를 내야 알릴 수 있고, 그 어떤 폭력보다 마음 아파한다는 점에서 '성적 괴롭힘'은 다른 폭력과 차이가 있다고 할 수 있어요.

이런 일이 학생 때부터 나타난다니 어른들이 더 신경 써야 해요. 외국에서는 이성 또는 동성 친구 사이에서 겪는 성적 괴롭힘 때문에 공부에 방해를 받거나 몸과 마음이 많이 아프다는 연구 결과가 많아요. 특히 여학생의 건강에 어떤 문제를 일으키는지에 대한 주제가 많아요. 왜냐고요? 성적인 부끄러움을 갖게 하는 말과 행동을 하는 사람은 남자가 많고, 그런 일 때문에 괴롭다고 대답하는 사람은 여자가 많았거든요. 연구에 따르면 정신적으로 불안·우울·슬픔·두려움·수치심은 물론이고, 집중력이나 자존감이 낮아지거나 규칙적인 생활 곤란·사회적 고립감·자살 생각 같은 심각한 어려움을 겪었다고 해요. 게다가 마음이 아프면 몸에도 증상이 나타나잖아요. 자는 거·먹는 거·월경 장애·비만처럼 눈에 보이는 건강 문제도, 그렇지 않은 학생보다 1.5배에서 3배까지 높게 나타났지 뭐예요.

잠깐 생각해 보자고요. 교실에서 세 보이고 싶거나 어른들이 쓰는 자극적인 말을 그대로 따라 하거나 여자 친구의 얼굴과 외모를 품평하고, 특정한 성별을 조롱하는 말을 들은 적이 있는지. 또는 남자 친구들끼리 몸의 특정 부분을 만지고 장난이라면서 가볍게 넘기지는 않았는지 말이에요. 누구든 이런 말과 행동 때문에 몸과 마음이 아플 수 있다는 거, 기억해 줘요.

이런 일을 막기 위해서는 어릴 때부터 성적 괴롭힘이 뭔지 정확히 알고, 하지 않도록 노력해야 해요. 무엇보다 저는 그런 행동을 하는 사람을 보면 즉시 알려서 피해를 막아야 한다고 생각해요. 성별이 다르다는 이유만으로 다른 사람에게 불편함을 주고 괴롭히는 건 명백한 차별이니까요. 우리는 모두 존엄하고 자유롭고 평등한 존재라는 걸 잊지 말도록 해요.

3 참여, 너의 목소리를 들려줘

'참여'가 뭐라고 생각해요? 수업 시간에 손을 번쩍 들어 발표하는 것? 학교 축제에서 공연하는 것? 좋아하는 동영상에 댓글을 다는 것? 인간의 활동이라면 뭐든 참여라고 해도 이상하지 않을 만큼 참여의 범위는 넓어요. 그렇지만 모든 행동이 다 참여라면 굳이 그 말을 만들 필요가 없었을 거예요. 어떤 행동을 참여라 말하기 위해서는 그 행동에 참여의 가치가 담겨 있어야 해요.

아동의 권리와 참여, 환경에 관한 연구를 계속해 온 미국의 하트 (Roger A. Hart)라는 학자가 있어요. 1992년, 하트(Hart)는 참여를 이렇게 정의했어요. "내 삶과 내가 살아가는 지역 사회에 영향을 주는 나의 의견을 다른 사람들과 나누는 것." 참여의 가치를 자신의 삶과 지역 사회에 영향을 미치는 거라고 본 거예요. 이런 경험해 본 적 있나요? 내 삶에 중요한 결정을 해야 할 때 의견을 낸 적은 있겠지만,

지역 사회에 관해서는 흔치 않을 거 같아요. 지역 사회는 가정·학교·회사·동네 등 사람들이 생활하는 터를 말해요. 지역 사회 참여란 반·학교·동네 대표를 뽑는 선거에 투표하기, 정책에 찬성하거나 반대하는 서명, 토론·시위 활동을 하는 것 등이 있을 테고요. 그런데 이거 다 어른들 일인 거 같다고요?

지역 사회 참여는 나이에 상관없이 누구나 할 수 있어야 해요. 왜냐하면 지역에서 벌어지는 일은 내 삶에 영향을 미치니까요. 예를 들면 이번 달 학교 식단, 학교에서 왕따 당할지 모른다는 걱정, 등하굣길 교통사고 위험 등 우리 생활의 많은 부분이 포함되어 있어요. 생각하기 싫은 어렵고 복잡한 문제는 나 말고 다른 사람이 결정해도 상관없다고 생각할 수도 있어요. 하지만 그러다가는 원하지 않은 결과를 감당해야 할지도 몰라요. 사람들의 참여가 높아지면 지역의 문제를 얘기하고 해결하기 위한 노력도 활발해지고, 모두가 살기 좋은 건강한 곳이 될 수 있을 거예요

그럼 어떻게 참여해야 할까요? 2017년, 한국 청소년 정책 연구원이 9000여 명의 청소년을 조사했어요. 그 결과 '청소년도 사회 문제나 정치 문제에 관심을 두고 참여할 필요가 있다'라는 문항에 무려 88퍼센트가 그렇다고 대답했대요. 대다수 청소년이 참여가 필요하다고 생각하는 거지요. 그런데 막상 '아동·청소년 참여 기구에 참여해 본 경험이 있다'고 답한 건 2퍼센트였어요. 참여 기구는 의견을

모아 활동과 정책을 제시하고, 실제로 이끌어 갈 수 있도록 마련한 조직이나 기구예요. 대표적으로 청소년 운영 위원회·청소년 참여 위원회·청소년 특별회의 등이 있어요.

어떤 동네에서는 청소년이 정당을 만들고, 자신들을 위한 공약을 제시하는 '청소년 의회'나 지역 사회에 필요한 예산을 직접 제안하고 구성하는 '청소년 예산제'를 시작했어요. 하지만 참여하는 사람이 적어서, 대부분은 잘 모를 거예요. 모든 청소년이 쉽고 일상적으로 참여할 수 있게, 제도를 만들고 널리 알리는 노력도 해야 할 것 같아요.

그래도 여전히 귀찮거나 부담스러워서 참여하고 싶지 않다고 생각하는 친구들이 있나요? 솔직히 저도 두렵거든요. 머릿속에 수만 가지 생각이 떠다니는데, 왠지 남들이 원하는 대답을 해야 할 거 같아서, 한마디 꺼내는 게 한 글자 적는 게 어렵게만 느껴져요.

아동 참여에 대한 저술에서 하트는 갓난아이도 울음으로 사회 참여를 시작한다고 했어요. 아기는 뭔가 불편하거나 필요할 때 울음을 터트리잖아요. 그렇게 자기의 뜻을 전해서 자신의 삶에 영향을 주고자 한다는 거예요. 우리가 태어나면서부터 했던 일이 참여라니! 이거 그렇게 어렵고 부담스러운 건 아닌가 봐요. 내 삶을 위해, 내가 살아가는 지역 사회를 위해 어떤 생각을 나누고 싶나요? 여러분의 목소리로 직접 듣고 싶어요.

미래를 위한
4 금요일

여러분은 어떤 계절을 가장 좋아해요?

저는 무더위도 무섭고 오염된 공기도 무서워요. 봄과 겨울에는 미세 먼지 때문에 여름을 기다리고, 여름에는 무더위 때문에 다시 선선해지기만을 기다리다 보니 도무지 계절을 즐기지 못하고 있어요. 무더위도 미세 먼지도 기후 변화와 관련 있는 현상이니, 사실은 기후 변화가 무섭다고 해야 할까요. 왜냐고요? 건강을 위협하기 때문이에요.

여름철 폭염은 온열 질환을 가져와요. 우리 몸이 고온에 노출되어서 발생하는 일사병, 열사병, 열경련 등을 온열 질환이라고 해요. 온열 질환에 걸리면 어지럼증을 느끼거나 혼수상태에 빠지기도 하고 심한 경우에는 죽기도 해요. 그래서 주의해서 예방하는 게 필요해요. 여름철 최고 기온이 1도 올라갈 때마다 온열 질환에 걸리는 사람이나 식중독 환자가 많아지고, 급성 신부전증으로 입원하는 사람도 늘어나요. 몸이 약한 사람은 높아진 기온 때문에 더 일찍 죽기도 해요.

오염된 공기도 사람들을 죽음에 이르게 해요. 세계 보건 기구는 해마다 400만 명이 대기 오염으로 원래 수명보다 일찍 죽는다고 발표했어요. 뇌졸중, 폐암, 심장 질환으로 인한 사망자 중 세 명에서 한 명은 대기 오염이 원인이었대요. 게다가 2016년 한 해에만 60만 명의 아이들이 공기오염으로 인한 급성 호흡기 감염으로 죽었어요. 오염된 공기는 모두에게 나쁜 영향을 주지만, 특히 어린이와 청소년은 더 조심해야 해요. 성인보다 더 자주 숨을 쉬고 더 많이 공기를 들이마시거든요. 그래서 몸 안에 오염 물질이 더 많이 들어와 쌓여요. 게다가 어린이와 청소년의 몸과 두뇌는 계속 자라는 중이라서 더 민감하게 반응해요. 미세 먼지가 심한 날, 마스크 써라, 바깥 활동하지 마라 하는 건 여러분의 건강을 걱정해서예요.

그렇게 걱정되면 깨끗한 공기를 마실 수 있게 근본적인 문제를 해결해 주면 좋을 텐데, 정작 해결을 위한 행동은 제대로 하지 않으면서 마스크만 내미는 어른들의 모습이 조금은 한심해 보여요. 그런데 이게 한두 가지 조치로 짜잔 하고 해결될 문제가 아니긴 해요. 또 한국만 노력한다고 뚝딱 해결되는 일도 아니고요. 미세 먼지나 무더위는 기후 변화와 연결되어 있어서, 단번에 쉽게 해결하기 어려워요. 비겁한 변명처럼 들린다고요? 맞아요. 이미 오래전부터 이런 일이

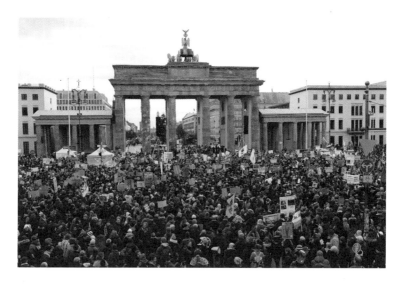

독일 베를린 브란덴부르크문 앞에서 기후 변화 대책 마련을 촉구하는 운동인
'미래를 위한 금요일'(Fridays for Future) 집회에 참가한 청소년들(2019년 11월). ⓒ연합뉴스

일어날 걸 경고했는데, 그때는 아랑곳하지 않다가 여기까지 와 버렸
으니. 어른들의 무책임을 탓하지 않을 수 없어요. 오죽하면 청소년
들이 금요일에 학교에 가는 걸 거부하고 시위에 나서서 기후 변화에
대한 대책을 요구했겠어요. 이 '미래를 위한 금요일' 운동에는 125
개 나라, 150만 명의 청소년이 함께했어요. 어른들은 더는 게으름을
피워선 안 돼요. 하루빨리 대책을 마련하고 행동해야 해요. 그러니
여러분도 요구해 보세요. 깨끗한 공기를 마실 수 있는 권리를 지켜
달라고, 건강한 지구를 물려 달라고 말이에요.

5 기후 변화가 아니라 기후 위기?

2019년 9월에 발생한 호주 산불이 반년 가까이 계속되면서 큰 피해를 남겼어요. 이 원인 중 하나는 기후 변화 때문이에요. 지구 온난화로 땅이 가물고, 덥고 건조한 날씨가 이어졌는데, 여기에 바람의 영향까지 더해져서 불길이 걷잡을 수 없이 커졌어요. 한반도보다 넓은 면적의 땅덩어리가 불에 타고, 목숨을 잃은 동물이 10억 마리가 넘었어요. 코알라는 멸종 위기에 처하고, 강으로 재가 흘러들어 물고기가 떼죽음을 당했지요. 연기 때문에 대기 오염도 심해져서 많은 사람이 호흡기 질환으로 힘들어했어요.

기후 변화로 인한 피해는 호주만 겪는 일이 아니에요. 세계 곳곳에서 화재가 자꾸 나고 있고 지구의 해수면이 상승해서, 사람들이 살아가는 땅이 물에 잠겨 삶의 터전을 잃는 이들이 늘어나고 있어요. 가뭄으로 인해 갈수록 마실 물과 먹거리를 얻기 어려운 나라에

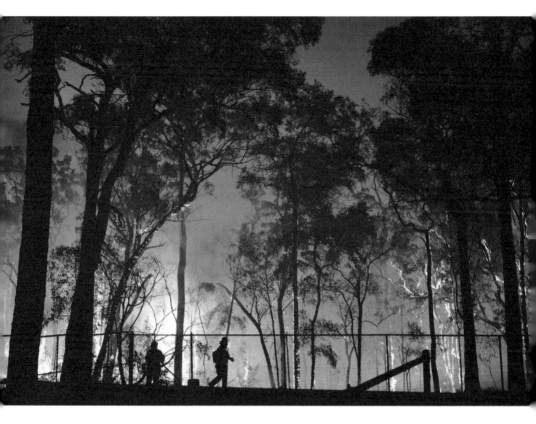

호주 시드니 서쪽의 콜로 하이츠 인근의 산불 장면(2019년 11월). ⓒ연합뉴스

서는 분쟁이 발생하고 난민이 늘어가고 있지요.

이쯤 되면 기후가 바뀌는 수준을 넘어 재앙에 가까운 상황에 놓여 있다고 봐야 하지 않을까요? 그래서 요즘에는 기후 변화가 아니라 '기후 위기'라는 표현을 자주 써요. 이 위기가 인류에게 재앙을 가져올 게 확실한데, '변화'라는 말로는 지금이 비상 상황이라는 걸 표현하기 충분하지 않다는 거예요.

작년 11월에는 153개국, 1만 명이 넘는 과학자가 기후 비상사태를 경고하며, 경제·인구 정책에 변화가 필요하다고 주장했어요. 연구 결과를 근거로 기후 위기로 인한 피해를 줄이기 위해 정부와 기업, 인류가 해야 할 여섯 가지 실천 방안을 제안했어요.

첫 번째, 기후 변화에 나쁜 영향을 미치는 화석 연료를 저탄소 재생 에너지로 바꾸는 거예요. 두 번째는 수명이 짧은 오염 물질부터 바로 줄여 나가기예요. 메탄 같은 온실가스를 적게 써서 온난화와 대기 오염의 진행 속도를 줄이면, 수백만 명의 목숨을 살리고 먹거리를 생산하는 데 도움이 된대요. 세 번째는 더 열심히 지구 생태계를 보호하기예요. 산림·습지 등이 대기 중에 있는 이산화탄소를 흡수하는 역할을 하도록 말이에요. 네 번째는 식생활 바꾸기예요. 동물성 식품 대신 채소 위주의 음식을 섭취해 건강도 챙기고 온실가스도 줄이는 거지요. 우리가 먹는 고기를 생산하는 과정에서 엄청난 양의 온실가스가 생기거든요. 다섯 번째는 최대한 많은 돈을 벌고,

많은 것을 누리겠다는 목표를 바꾸자는 거예요. 경제적인 성장보다는 한 사람, 한 사람의 기본적 요구를 귀 기울여 듣는 거지요. 삶의 질을 높이고 행복하게 살 수 있도록 말이에요. 마지막으로는 세계 인구가 더 늘지 않도록 노력하기예요. 천천히 출산율을 낮추면서, 인간이 생태계를 훼손하지 않는 방법을 만들어 가야 한다는 거예요.

과학자들의 여섯 가지 제안, 여러분이 보기에는 어때요? 저는 이제부터 물건을 살 때, 서비스를 이용할 때, 정책을 살필 때, 이 제안이 잘 받아들여지고 있는지 꼼꼼히 살펴볼 생각이에요.

6 미션
-우리 가족의 생활시간 조사

방학이 되면 무엇을 하면서 시간을 보내나요? 어른들은 여러분이 학기가 끝날 때마다 맞이하는 방학을 부러워하지만, 혼자 점심을 챙겨 먹거나 평소보다 늘어난 학원 숙제 탓에 좋은 줄 모르겠다는 친구들도 있을 거 같아요. 이때 딱 어울릴 만한 '최소한만 움직이며 할 수 있는' 재미난 놀이 하나를 소개할게요. 바로 '관찰 카메라 24시'예요. 가족 한 명 한 명이 아침에 일어나 잠자기 전까지 하는 일을 관찰하고 거기에 들이는 시간을 적어 보는 거예요. 예를 들면, 휴대폰 검색·식사 준비·설거지·청소·빨래 널기·텔레비전 시청·게임·운동·장보기·낮잠·숙제·식물이나 반려동물 돌보기·분리수거 등 여러 가지 일이 있겠지요. 어린 동생이나 연세가 높은 어른과 같이 산다면, 이보다 훨씬 더 많은 일이 필요할 거예요.

이건 휴일에 하는 걸 추천해요. 관찰하는 동안에는 졸거나 딴짓을 하지 않고 정신을 바짝 차리고 말이에요. 이렇게 하루를 지내고 나면, 한 사람 또는 한 가족이 일상을 '살아가기 위해' 꼭 필요한 일이 생각보다 많다는 걸 알게 될 거예요. 시시해 보이지만 아무도 하지 않으면 살아가기 어려운 일이 있다는 것도 알게 되지요. '관찰 카메라 24시'를 하면서, 일의 종류와 시간을 적고 가족 모두가 고루 참여하는지를 살펴봐요. 어떤 결과가 나올 거 같아요?

얼마 전 양성평등 주간을 맞아, 조안 윌리엄스라는 유명한 법학자가 한국에 왔어요. 그녀는 지금까지 많은 사람이 일 잘하는 '이상적인 노동자'라고 하면 남자를 떠올린다고 말했어요. 그런데 언제든 회사에서 시키는 일을 잘하려면 가정의 일은 다른 양육자인 여성의 도움을 받아야 해요. 당연히 집안일 대부분은 여성의 몫이 되겠지요. 이렇게 '밖에서 일하는 남자와 집안일 하는 여자'가 사회의 이상적인 성 역할로 자리 잡은 건 아주 오래되었어요. 조안 윌리엄스는 이 낡은 생각을 바꿔야 한다고 주장했지요.

정말 남자와 여자의 일이 다를까요? 아니. 전혀 그렇지 않아요. 지금 사회는 성별에 관계없이 모두가 노동자이자 양육자이니까요. 게다가 그런 생각은 각자의 능력과 소질을 실현할 수 있는 평등한 세상이라는 지향과도 맞지 않지요. 그런데도 한 번 사회에 뿌리내린 성 역할 구분은 쉽게 사라지지 않고 있어요. '관찰 카메라 24시'는 어때요? 관찰하는 동안 우리 집에서는 여자답거나 남자다운 일을 구분하는 고리타분한 태도가 보이지는 않았어요? 누군가는 먹고 난 빈 과자 봉지를 치우지 않고 그대로 두거나, 누군가는 휴일인데도 쉬지 못하고 집안일 하느라 바쁘다거나 말이에요.

느리지만, 성차별적인 제도가 점점 바뀌고 있어요. 저는 가족 안에서 먼저 변화가 시작되어야 한다고 생각해요. 각자 나이와 관심에 맞는 일을 공정하게 나누고, 맡아서 하는 거지요. 기본적으로는 나의 부모·자식·형제·자매지만, 더 나아가 생각하면 공동생활에 대한 책임감을 가지고 함께 살아가야 할 이들이니까요.

그리고 가족은 우리 사회의 성 역할이 만들어지는 데 제일 먼저 영향을 주지만 가장 늦게 바뀌는 공간이기도 하거든요. 가족이 먼저 실천한다면, 불편하고 억압적인 사회 제도를 바꾸는 데에도 큰 힘이 될 거예요. 다들 열심히 관찰해 주기를 바라요. 귀찮아도 사용한 컵은 스스로 씻는 거, 잊지 말고요!

10대와 통하는 건강 이야기

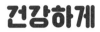
건강하게
유튜브 이용하는 법

유튜브 많이 하지요? 직접 찍은 영상을 올리기도 하고, 다른 사람의 영상을 보기도 하고. 채팅과 댓글로 다양한 사람들을 만나고, 궁금한 것을 확인하기도 해요. 그런데 여러분이 본 영상 중에 거짓된 정보가 있다면요? 이런 걸 '가짜 뉴스'(Fake News)라고 부르는데, 말 그대로 의도적으로 과장하고 조작해서 만든 거짓 정보예요.

요즘 세계는 가짜 뉴스 때문에 난리예요. 거짓 정보가 진짜 정보로 둔갑하고, 가짜 뉴스를 믿는 사람들이 피해를 보기도 하고, 그 사람들의 행동이 타인에게 손해를 끼치기도 해요. 도대체 누가, 왜 만드는 걸까요? 보통 가짜 뉴스는 정치적이나 물질적으로 이익을 얻기 위해서 만들어요. 그리고 페이스북이나 유튜브를 통해 온라인으로 빠르게 퍼뜨리지요. 갈수록 영상과 내용이 정교하게 조작되고 있어서, 진짜인지 아닌지 확인하기가 쉽지 않아요. 국제 도서관 연맹에서 가짜 뉴스를 확인하는 방법을 만들어 배포했는데, 내용을 한번 살펴볼까요?

일단, 어떤 영상이나 글을 볼 때, 출처가 어디인지, 믿을 만한 곳인지 확인하는 습관을 들여야 해요. 예를 들면, 공식적인 곳에서 만든 뉴스인지, 내용의 근거가 확실한지, 과장하거나 왜곡한 것은 아닌지 꼼꼼히 살펴야지요. 얼마 전에 유튜브에 올라온 한 영상이 논란이 됐어요. 치매가 병이 아니기 때문에 치료에 돈 들일 필요가 없다는 내용이었는데, 출처를 찾아보니 원래 영상이 외국의 외과 수술에 관한 다큐멘터리였어요. 원본을 조작해서, 치매에 관한 내용으로 둔갑시킨 거지요.

그리고 영상 제목만 볼 게 아니라 전체 내용을 보고 이해해야 해요. 자극적인 제목과 달리 내용은 딴판일 수 있거든요. 또, 글쓴이가 믿을 만한 사람인지 확인하는 것도 좋아요. 예를 들어 저는, 여성이나 소수자 또는 특정한 주제에 관해서 혐오 발언을 자주 하는 사람의 영상이나 글은 신뢰하지 않아요. 이건 개인의 신념이 큰 영향을 끼치는 부분일 거예요. 내가 어떤 가치관 또는 편견을 가졌는지 돌아볼 수도 있고요.

일부러 만든 가짜 뉴스만이 아니에요. 온라인 세상에는 잘못된 정보가 넘쳐나기 때문에 사실을 확인하는 습관을 기르는 게 중요해요. 성 건강에 관한 영상인데 콘돔을 사용하지 않고 임신을 피할 수 있

10대와 통하는 건강 이야기

다고 한다든지, 여성이 거절하는 게 정말 싫어서가 아니라 부끄러워서 그렇다든지 하는 영상은 모두 가짜 정보예요. 이들은 가짜 뉴스와 다를 바 없는 '거짓 정보'를 담고 있어요. 유튜브나 인터넷에서 본 내용을 무조건 믿는 건 위험해요. 출처를 확인하고 신뢰할 만한 다른 곳의 내용도 확인해 봐야 해요. 그래야 가짜 뉴스나 가짜 정보를 걸러낼 수 있어요.

투표와 참여는
건강에 좋다!

　투표를 할 수 있는 나이가 만 18세로 바뀌었어요. 2019년 12월, 선거 연령을 낮추는 선거법 개정안이 국회를 통과했거든요. 2020년 4월 15일 국회의원 선거부터 적용되었는데, 이때 투표권을 행사할 수 있는 만 18살 유권자는 54만 8986명이었어요.

　2019년까지 한국은 경제협력 개발기구(OECD) 회원국 중에 유일하게 투표 가능한 나이가 만 19세였어요. 다른 나라는 만 18세부터 참여할 수 있거든요. 한국은 만 18세부터 주민등록증과 운전면허 발급·취직·군 입대 등 사회적으로 할 수 있는 일이 많아요. 그런데 투표권만 없었던 거지요.

　이게 건강과 무슨 관계가 있느냐고요? 미국에서 약 1만 명의 청소년을 대상으로 연구를 했어요. 청소년 시절 투표·자원봉사·학생 활동 같은 사회 참여 활동이, 어른이 된 뒤에 건강에 어떤 영향을 미치는지 말이에요. 11살부터 20살까지, 15년이 넘는 시간 동안 성장 과정을 쫓으며 조사했어요.

사회적으로 참여를 많이 한 사람은, 그렇지 않은 사람에 비해 교육과 소득 수준이 높고 더 건강했다고 해요. 패스트푸드를 적게 먹고, 흡연이나 음주도 덜하고, 우울 증상도 적었어요. 다양한 참여 활동의 긍정적 영향은 몸과 건강으로 확인할 수 있을 정도로 커요. 실제로 시민 참여는 건강한 발달의 지표이기도 하지요. 청소년에게 권한과 기회를 준다면, 성장은 물론 지역 사회에도 좋은 영향을 미쳐요.

자신의 삶을 돌보는 능력을 기르고, 사회적으로 목소리를 내는 일에도 더 적극적으로 참여할 수 있어요. 어렸을 때부터 자신을 둘러싼 사회 정치적 환경을 비판적으로 생각하고 이해하게 될 테니까요.

헌법에는, "대한민국은 민주 공화국이며 그 주권은 국민에게 있다"고 적혀 있어요. 선거에 참여할 수 있는 권리는 주권을 행사하는 가장 중요한 기본 권리예요. 모든 사람은 자신의 삶에 영향을 주는 정치에 참여할 수 있어야 해요. 어린이와 청소년도 마찬가지예요. 그런 의미에서 저는 선거 연령이 낮아졌다는 소식이 참 반가웠어요.

아직 만 열여덟 살이 되지 않아, 투표에 참여할 수 없는 사람은 어떻게 하느냐고요? 걱정하지 마요. 투표 외에도 다양한 사회 활동이 있거든요. 스웨덴의 환경 운동가 그레타 툰베리가 그 예라고 할 수 있어요. 그는 유엔 기후행동 정상회의에서 기후 변화에 관한 관심과 대응을 호소하는 연설로 큰 관심을 받았어요. 만 16세라는 나이 때문에 사람들이 더 뜨끔해한 것도 있어요. 사실 당연해요. 더 어린 사람이 지구에서 더 오래 살 테니까요. 미래에 큰 부담을 줄 지금의 환경 문제에 대해서, 어린이 청소년이 말하는 것은 더욱 소중하고 의미가 커요.

최근 조사에 따르면 한국의 중고등학생 중에 청소년 관련 문제에 참여하고 의견을 내는 경우는 4.1퍼센트 정도래요. 가끔 참여한다고 답한 사람은 22퍼센트이고요. 적극적인 사회 참여를 하면 덩달아 건강해진다고 하는데, 여러분 생각은 어때요?